图解
遵生八笺

国华 ◎ 编著

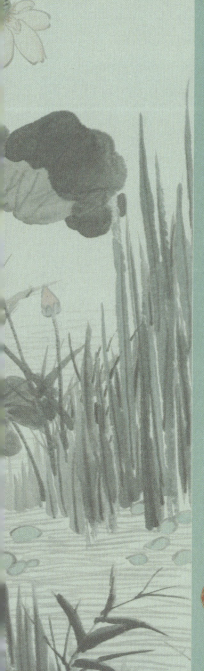

中医古籍出版社
Publishing House of Ancient Chinese Medical Books

图书在版编目（CIP）数据

图解遵生八笺 / 国华编著. -- 北京 : 中医古籍出版社, 2022.8
ISBN 978-7-5152-2462-6

Ⅰ.①图… Ⅱ.①国… Ⅲ.①养生（中医）- 中国 - 明代 - 图解 Ⅳ.① R212-64

中国版本图书馆 CIP 数据核字 (2022) 第 026214 号

图解遵生八笺
国　华　编　著

策划编辑：	李　淳
责任编辑：	吴　迪
封面设计：	王青宜
出版发行：	中医古籍出版社
社　　址：	北京市东城区东直门内南小街 16 号（100700）
电　　话：	010-64089446（总编室）010-64002949（发行部）
网　　址：	www.zhongyiguji.com.cn
印　　刷：	水印书香（唐山）印刷有限公司
开　　本：	710mm×1000mm　1/16
印　　张：	14
字　　数：	220 千字
版　　次：	2022 年 8 月第 1 版　2022 年 8 月第 1 次印刷
书　　号：	ISBN 978-7-5152-2462-6
定　　价：	68.00 元

前言

《遵生八笺》为明代著名养生家高濂（1573—1620，字深甫，号瑞南，浙江钱塘人）编著，是一部内容广博且实用的养生专著，也是我国古代养生学的主要文献之一。

《遵生八笺》依次分为清修妙论、四时调摄、起居安乐、延年却病、燕闲清赏、饮馔服食、灵秘丹药、尘外遐举八笺。作者广征博引，采摭宏富，内容涵盖儒、释、道籍，经史杂著，医药著述等丰富的文献。内容包括医药卫生、气功导引、饮食起居、山川逸游、花鸟鱼虫、琴棋书画、笔墨纸砚、文物鉴赏等广博的知识，论述了身心调养、性情陶冶、生活调摄、卫生保健、疾病防治、气功修炼、艺术欣赏等却病延年、养生防病的知识与方法，取材精当，方法实用，文笔隽永，意趣高雅，不仅可使读者增长养生知识，也可增长文学艺术欣赏情趣。因此，本书是一本流传甚广、脍炙人口的佳作，备受历代养生家推崇，直至今日，依旧值得借鉴。但是，由于书中内容过于冗长烦琐，古词、术语较多，另杂有一些风俗迷信、修仙辟邪、方术丹药等非科学元素，为此，本书筛选其中四笺取其精华，节选目前仍然实用的养生方法，以图解的方式，望能帮助读者用最有效率的方式，轻松地学习《遵生八笺》的精华内容。

  本书以"原文""注解"和"译文"三部分构成。"原文"均以雅尚斋原刻本（1591年）为底本，对校本明崇祯间刊本、清嘉庆十五年（1810年）弦雪居重订本、《四库全书》本等。在"注解"时，参考各家，力求易懂、浅显、精要；文字注释以原文为基点，难字注音。本书"译文"在段落、句型、标点诸方面尽量与原文相一致。在意译上，力求准确，究根求源，在"懂"字上努力探求，使这一文辞古奥、年代久远的中医学经典著作跨越历史条件的限制，发挥新的作用。为了使广大读者更好地理解这部养生经典，我们结合生命科学、养生理论和中国传统文化，对其中或隐或现的医学思想采用图解的形式进行了全面而系统的诠释。

  鉴于我们水平有限，疏漏、谬误、欠妥之处在所难免，恳请读者提出宝贵意见，以便再版时修正。

编者

目录

四时调摄笺

春 卷 / 2

春三月调摄总类 / 2

肝脏春旺论 / 4

相肝脏病法 / 7

修养肝脏法 / 8

春季摄生消息论 / 8

正月修养法 / 12

二月修养法 / 13

三月修养法 / 15

胆腑附肝总论 / 16

修养胆腑法 / 17

夏 卷 / 19

夏三月调摄总类 / 19

心脏夏旺论 / 20

相心脏病法 / 22

修养心脏法 / 23

夏季摄生消息论 / 24

四月修养法 / 29

五月修养法 / 30

六月修养法 / 31

脾脏四季旺论 / 33

修养脾脏法 / 35

相脾脏病法 / 36

秋　卷 / 37

秋三月调摄总类 / 37
肺脏秋旺论 / 38
相肺脏病法 / 40
修养肺脏法 / 42
秋季摄生消息论 / 42
七月修养法 / 46
八月修养法 / 47
九月修养法 / 48

冬　卷 / 49

冬三月调摄总类 / 49
肾脏冬旺论 / 50
相肾脏病法 / 52
修养肾脏法 / 54
冬季摄生消息论 / 54
十月修养法 / 57
十一月修养法 / 59
十二月修养法 / 60

起居安乐笺

恬逸自足条 / 62
序古名论 / 62
高子自足论 / 64

居室安处条 / 67
序古名论 / 67
高子草花三品说 / 69

晨昏怡养条 / 72
序古名论 / 72

高子怡养立成 / 73

溪山逸游条 / 77
序古名论 / 77
高子游说 / 80

宾朋交接条 / 82
序古名论 / 82
高子交友论 / 83

延年却病笺

幻真先生服内元气诀 / 88
进取诀第一 / 88
转气诀第二 / 90
调气诀第三 / 91
咽气诀第四 / 91
行气诀第五 / 93

炼气诀第六 / 95
委气诀第七 / 96
闭气诀第八 / 97
布气诀第九 / 98
六气诀第十 / 98
调气液诀第十一 / 100
食饮调护诀第十二 / 101

高子三知延寿论 / 103
色欲当知所戒论 / 103
身心当知所损论 / 105
饮食当知所损论 / 106

却病延年六字诀 / 108
总　诀 / 109

吹肾气诀 / 110
呵心气诀 / 110
嘘肝气诀 / 111
呬肺气诀 / 111
呼脾气诀 / 112
嘻三焦诀 / 112
四季却病歌诀 / 113
养心坐功法 / 114
养肝坐功法 / 114
养胆坐功法 / 115
养脾坐功法 / 116
养肺坐功法 / 116
养肾坐功法 / 117

饮馔服食笺

茶泉类 / 120
论茶品 / 120
采　茶 / 122
藏　茶 / 123
煎茶四要 / 125
试茶三要 / 127
茶　效 / 128

汤品类 / 129
黄梅汤 / 129
凤池汤 / 129
橘　汤 / 130

杏　汤 / 130
茴香汤 / 131
梅苏汤 / 131
须问汤 / 132
凤髓汤 / 132
醍醐汤 / 133
香橙汤 / 134
解酲汤 / 134
木瓜汤 / 135
乌梅汤 / 136
桂花汤 / 136
绿豆汤 / 137

熟水类 / 138

紫苏熟水 / 138
沉香熟水 / 138
砂仁熟水 / 139
豆蔻熟水 / 139
桂　浆 / 140
香橼汤 / 140

粥糜类 / 141

芡实粥 / 141
莲子粥 / 142
竹叶粥 / 142
牛乳粥 / 143
甘蔗粥 / 143
羊肉山药粥 / 144
紫苏粥 / 144
地黄粥 / 145
胡麻粥 / 145
薏苡粥 / 146
山药粥 / 146
猪肾粥 / 147
羊肉粥 / 147
扁豆粥 / 148
茯苓粥 / 148
麦冬粥 / 149
萝卜粥 / 149
百合粥 / 150
枸杞子粥 / 150
肉米粥 / 151
绿豆粥 / 151

果实粉面类 / 152

藕　粉 / 152
栗子粉 / 152
菱角粉 / 153
姜　粉 / 153
葛　粉 / 153
茯苓粉 / 154
松柏粉 / 154
百合粉 / 155
山药粉 / 155
蕨　粉 / 155
莲子粉 / 156
芋　粉 / 156
山药拨鱼 / 157
百合面 / 157

脯鲊类 / 158

千里脯 / 158
腊　肉 / 158
蟹　生 / 159
鱼　鲊 / 160
肉　鲊 / 161
大𬊈肉 / 161
臊子蛤蜊 / 162
夏月腌肉法 / 163
腌猪舌牛舌法 / 163
鱼酱法 / 164
酒腌虾法 / 164
清蒸肉 / 165
酱蟹、糟蟹、醉蟹三法 / 165

煮鱼法 / 166

煮蟹青色、蛤蜊脱丁 / 166

造肉酱法 / 167

黄雀鲊 / 167

治食有法条例 / 168

家蔬类 / 169

配盐瓜菽 / 170

糖蒸茄 / 171

蒜苗干 / 171

绿豆芽 / 172

芥　辣 / 172

糟茄子法 / 173

糟姜方 / 173

糟萝卜方 / 174

做蒜苗方 / 174

胡萝卜菜 / 175

胡萝卜鲊 / 175

芝麻酱方 / 176

撒拌和菜 / 176

蒸干菜 / 177

茭白鲊 / 177

腌盐菜 / 178

野蔌类 / 179

莼　菜 / 179

野苋菜 / 180

蒌　蒿 / 180

水芹菜 / 181

栀子花（一名薝卜）/ 181

金豆儿（即决明子）/ 181

香椿芽 / 182

蓬　蒿 / 182

灰苋菜 / 183

荞麦叶 / 183

蘑　菇 / 183

马齿苋 / 184

马兰头 / 184

蚕豆苗 / 184

芙蓉花 / 185

莴苣菜 / 185

牛蒡子 / 186

栝蒌根 / 186

菖　蒲 / 187

东风荠（即荠菜）/ 187

牛　膝 / 188

湖　藕 / 188

防　风 / 189

白　芷 / 189

黄豆芽 / 189

酿造类 / 190

桃源酒 / 190

香雪酒 / 192

葡萄酒 / 193

地黄酒 / 193

菖蒲酒 / 194

天门冬酒 / 195

松花酒 / 195

菊花酒 / 196

五加皮三骰酒 / 196

曲　类 / 198

　　白　　曲 / 198
　　内府秘传曲方 / 199
　　莲花曲 / 199
　　襄陵曲 / 200
　　红白酒药 / 200
　　东阳酒曲 / 201
　　蓼　　曲 / 201

甜食类 / 202

　　松子饼方 / 202
　　面和油法 / 203
　　雪花酥方 / 203
　　荞麦花方 / 204
　　椒盐饼方 / 204
　　肉油饼方 / 205
　　素油饼方 / 205

　　芋饼方 / 205
　　韭饼方 / 206
　　肉饼方 / 206
　　松糕方 / 207
　　粽子法 / 208
　　臊子肉面方 / 208
　　馄饨方 / 209
　　糖薄脆法 / 210

法制药品类 / 211

　　酥杏仁法 / 211
　　法制木瓜 / 211
　　香橙饼子 / 212
　　法制瓜子 / 212

服食方类 / 213

　　服桑椹法 / 213
　　枸杞茶 / 214

四时调摄笺

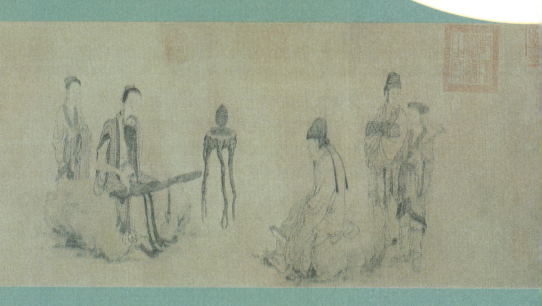

春 卷

春三月调摄总类

【原文】

《尚书大传》曰:"东方为春,春者,出也,万物之所出也。"《淮南子》曰:"春为规,规者,因此圜①万物也。规度不失,万物乃理。"《汉律志》曰:"少阳②,东也,东者,动也。阳气动物,于时为春。"故君子当审时气,节宣调摄,以卫其生。

正月立春,木相;春分,木旺;立夏,木休;夏至,木废;立秋,木死;立冬,木殁③;冬至,木胎,言木孕于水之中矣。

岁时变常,灾害之萌也,余特录其变应于疾病者,分列于四时,使遵生者惧害,预防者慎自保,毋困时变。

正月朔,忌北风,主人民多病;忌大雾,主多瘟灾;忌雨雹,主多疮疥之疾。忌月内发电,主人民多殃。七日,忌风雨,主民灾。忌行秋令,令主多疫。

二月,忌东北雷,主病,西北多疫。春分忌晴,主病。

三月朔,忌风雨,主多病。忌行夏令,主多疫。

【注解】

①圜(huán):本义围绕,这里做动词用,引申为"规范"。

②少阳:《周易·系辞》说"《易》有太极,是生两仪,两仪生四象,四象生八卦。""四象"是中国天文学名词,其具体所指为:东青龙,西白虎,南朱雀,北玄武。象者,像也。"四象",是将二十八宿按天区分布,划分为四组,以其所属各星宿在天区十的分布,看上去像龙、像虎、像雀、像龟而作的名称。并以此代指东、西、南、北四方,以及春、夏、秋、冬四

时。此处少阳指"东方"。

③殁（mò）：本指终了，这里形容草木完全枯朽的状态。

【译文】

《尚书大传》说："东方就是春，春意为出也，是万物生长的季节。"《淮南子》说："春就是准则，准则是用来规范万物的。不违背这一准则，万物才有秩序。"《汉律志》说："少阳是东的意思，东就是动。阳气生发，万物萌动，这个时候就是春。"因此君子应当审时度气，不要过于宣泄精气，适当克制自己，以保证旺盛的生机。

青龙、白虎、朱雀、玄武为传说中的四方之神，青龙为东方之神、白虎为西方之神、朱雀为南方之神、玄武（龟蛇合体）为北方之神。

古人认为，星象的明暗、善恶等是吉凶的一种预示，并以此来预示灾害等的发生。

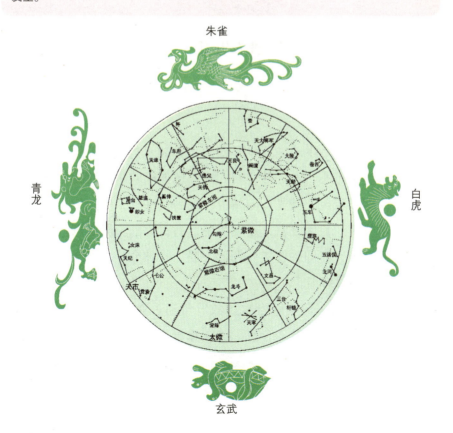

正月立春的时令是五行属木,到了春分时节则草木生长旺盛,立夏时节草木就停止生长了,到了夏至时节树木就开始由盛转衰,到了立秋时节树木就开始落叶,到了立冬时节草木就凋零了,到了冬至时节树木又开始长出胚芽,这说明树木是孕育于水中的。

岁月时令不正常,灾害就会因此发生。我特意记录下这些自然的变异引起的疾病反应,分别按四个时令列出,让珍惜生命的人知道其危害,以便提前加以调摄以护卫自己,以免在这些变化面前束手无策。

正月初一,忌刮北风,因为容易使人生病;忌大雾,因为会引发瘟疫;忌大雨冰雹,就会引起疮疥之疾。正月忌雷鸣闪电,因为会对人体健康不利。初七忌风雨,容易使人受灾。还忌天气像秋天,这是瘟疫丛生的起因。

二月忌东北方打雷,因为这样人容易生病,尤其在西北方易发生瘟疫。春分当天如果天气晴朗,也容易使人生病。

三月初一忌讳有风雨,这是多病的原因。忌天气像夏天,这是疫疾的起因。

肝脏春旺论

【原文】

肝属木,为青帝①,卦属震,神形青龙,象如悬匏②。肝者,干也,状如枝干,居在下,少近心,左三叶,右四叶,色如缟映绀。肝为心母,为肾子。肝有三神,名曰爽灵、胎光、幽精也。夜卧及平旦,叩齿三十六通,呼肝神名,使神清气爽。目为之宫,左目为甲,右目为乙。男子至六十,肝气衰,肝叶薄,胆渐减,目即昏昏然。在形为筋,肝脉合于木,魂之藏也。于液为泪,肾邪入肝,故多泪。

六府,胆为肝之府,胆与肝合也。故肝气通,则分五色,肝实则目黄赤。肝合于脉,其荣爪也,肝之合也。筋缓脉而不自持者,肝先死也。日为甲乙,辰为寅卯,音属角,味酸,其臭臊膻,心邪入肝则恶膻。肝之外应东岳,上通岁星之精,春三月常存岁星,青气入于肝。故肝虚者,筋急也;皮枯者，肝热也；肌肉斑点者，肝风也；人之色青者，肝盛也；人好食酸味者，肝不足也；人之发枯者，肝伤也；人之手足多汗者，肝方无病。肺邪入肝则多笑。治肝病当用嘘为泻，吸为补。其气仁，好行仁惠伤悯之情，故闻悲则泪出也。故春三月木旺，天地气生，欲安其神者，当泽及群乌，恩沾庶类。无竭川泽，毋漉陂塘，毋伤萌芽，好生勿杀，以合太清，以合天地生育之气。夜卧早起，以合乎道。若逆之，则毛骨不荣，金木相克，而诸病生矣。

【注解】

①青帝：为春之神及百花之神，是中国古代神话传说中五帝（五方天帝）之一，居东方，摄青龙。

②悬匏：有柄的匏瓜。

利用五行相生的关系，把五行与五脏配合，从而产生了五脏的子母关系如图所示：

五脏的子母关系

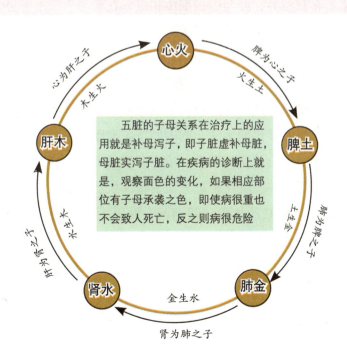

五脏的子母关系在治疗上的应用就是补母泻子，即子脏虚补母脏，母脏实泻子脏。在疾病的诊断上就是，观察面色的变化，如果相应部位有子母承袭之色，即使病很重也不会致人死亡，反之则病很危险

【译文】

　　肝在五行属木,是代表祭祀的青帝,其八卦定位属于震卦,其神如青龙,其象如有柄的匏瓜。人体的肝脏就像树木的枝干一样,位置在五脏的下方,略接近心脏,左边为三叶,右边为四叶,颜色为青色。肝为心之母,为肾之子。肝有三神,名叫爽灵、胎光、幽精。每天晚上睡觉的时候及清早起来的时候,叩齿三十六次,心中默念肝神的名号,可达到神清气爽的功效。眼睛就像肝脏的窗口,左眼为甲,右眼为乙。男人到了六十岁后,肝气开始衰弱,肝叶变薄,胆汁减少,眼睛就显得昏昏然。肝脏在形体上表现为筋,肝脏与筋脉都同属于五行中的木,是魂的藏依之所;在液体上表现为泪水,肾邪侵入肝脏,眼泪就会多。

　　在六腑之中,胆就像肝脏的宅院。肝胆互为表里。胆肝相合,肝气畅顺,则目能分辨五色。肝气实,眼睛就会发黄发红。肝脏与筋脉相合,因此,肝脏功能好的人,手足四肢便很发达。如果筋缓弱而且脉搏又无力,表明肝气衰竭。肝在天干属于甲乙,与之相合的时辰为寅卯,五音属角音,五味属酸味,五臭属臊腥。如果心脏的邪气侵入肝脏,见到臊腥之物就会产生恶心的感觉。在自然界,肝与东岳泰山相应,在天与岁(木)星之精灵相通。春季的三个月中,岁星经常出现于天空之中,自然界的青气孕育着人的肝脏。如果肝气虚弱,筋脉便容易痉挛;皮肤干枯,是肝气炽热的表现;皮肤上出现斑点,是肝风的缘故;人的脸色发青,是肝气盛的缘故;如果喜欢吃酸味的东西,则是肝气不足所致;人的毛发干枯,是因为肝脏受到了损伤;人的手心与脚掌经常湿润多汗,则表明肝脏健康无病。肺脏的邪气侵入肝脏,表现在行为上就会笑得特别多。治疗肝病,可发"嘘"音来泻肝火,同时可以吸气来补肝阴。肝脏在情志方面表现为仁慈,好行仁惠之事,易生怜悯之情。因此听到悲哀的故事,眼泪就会脱眶而出。春季三个月木气最旺,因天地的气处于生发之中。人们要想使自己安神,一定要广泛地培植草木,不要伤害植物,不要乱杀生灵,要爱护动物,这样才能与天地创造生物、孕育生物的气氛相和合,以符合春天时令的生发规律。若反其道而行之,头发、筋骨就会枯槁,造成金木相克,各种疾病就会由此而生。

相肝脏病法

【原文】

肝热者，左颊赤。肝病者，目夺而胁下痛引小腹，令人喜怒。肝虚则恐，如人将捕之。实则怒，虚则寒，寒则阴气壮，梦见山林。肝气逆，则头痛胁痛，耳聋颊肿。肝病欲散，急食辛以散，用酸以补之。当避风，肝恶风也。肝病，脐左有动气，按之牢若痛，支满淋溲，大小便难，好转筋。肝有病，则昏昏好睡，眼生膜，视物不明，飞蝇上下，胬肉扳睛①，或生晕映，冷泪，两角赤痒，当服升麻散。方见《玉经八方》后。

【注解】

①胬肉扳睛：指有一三角形脂膜胬起如肉，由眼珠眦角横贯白睛，攀侵黑睛的慢性外障眼病。

【译文】

肝有热的人，左边脸颊发红。肝病实证的患者，目光无神，胁肋下疼痛并牵引小腹，容易发怒。肝病虚证的患者则容易产生恐惧感，好像有人要来抓捕他一样。肝病实证的人容易发怒，虚的表现是寒怯，寒则阴气旺，常梦见山和树木。肝气不顺，就会头痛、肋痛、耳聋和两颊发肿。治疗肝病要用疏散邪气的办法，应立即用辛味的药物消散，再用酸味药物去补益。因为肝很恶风，因此还应当避风。肝有病，肚脐的左边就好像有一股气在蹿动，按下去好像有硬块并有疼痛感，大便胀满，小便淋沥，同时容易产生抽筋的现象。肝有病，人会昏昏好睡，眼中也会生一层肉膜，看不清东西，好像有飞蚊在上下飞舞；或者产生眼结膜增生而突起如肉状物，并蔽住角膜；或者长一层晕膜，易流冷泪，眼角红痒。这时就应该服用升麻散。此方出自《玉经八方》。

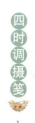

修养肝脏法

【原文】

以春三月朔旦，东面平坐，叩齿三通，闭气九息，吸震宫青气入口，九吞之，以补肝虚受损，以享青龙之荣。

【译文】

春天三月初一的早晨，面向东方平静坐好，叩齿三次，闭气九息，吸震宫就是东方的清气入口，分九次吐出。如此可以补养肝虚受损，使肝气舒畅条达。

春季摄生消息论

【原文】

春三月，此谓发陈①，天地俱生，万物以荣。夜卧早起，广步于庭，披发缓行，以使志生。生而勿杀，与而勿夺，赏而勿罚，此春气之应，养生之道也。逆之则伤肝。肝木味酸，木能胜土，土属脾主甘，当春之时，食味宜减酸益甘，以养脾气。春阳初生，万物发萌，正二月间，乍寒乍热，高年之人，多有宿疾，春气所攻，则精神昏倦，宿病发动。又兼去冬以来，拥炉熏衣，啖炙炊煿，成积至春，因而发泄，致体热头昏，壅膈涎嗽，四肢倦怠，腰脚无力，皆冬所蓄之疾。常当体候，若稍觉发动，不可便行疏利之药，恐伤脏腑，别生余疾。惟用消风和气，凉膈化痰之剂，或选食治方中性稍凉利，饮食调停以治，自然通畅。若无疾状，不可吃药。春日融和，当眺园林亭阁虚敞之处，用摅滞怀，以畅生气，不可兀坐以生他郁。饮酒不可过多，人家自造米面团饼，多伤脾胃，最难消化，老人切不可以饥腹多食，以快一时之口，致生不测。天气寒暄不一，不可顿去绵衣。老人气弱，骨疏体怯，风冷易伤腠理，时备夹衣，遇暖易之。一重渐减一重，不可暴去。

刘处士云："春来之病，多自冬至后夜半一阳生。阳气吐，阴气纳，心膈宿热，与阳气相冲，两虎相逢，狭道必斗矣。至于春夏之交，遂使伤寒虚热时行之患，良由冬月焙火食炙，心膈宿痰流入四肢之故也。当服祛痰之药以导之，使不为疾。不可令背寒，寒即伤肺，令鼻塞咳嗽。身觉热甚，少去上衣，稍冷莫强忍，即便加服。肺俞②五脏之表，胃俞③经络之长，二处不可失寒热之节。谚云：'避风如避箭，避色如避乱。加减逐时衣，少餐申后饭'是也。"

《千金方》云："春七十二日，省酸增甘，以养脾气。"

《养生论》曰："春三月，每朝梳头一二百下。至夜卧时，用热汤下盐一撮，洗膝下至足，方卧，以泄风毒脚气，勿令壅塞。"

《云笈七签》曰："春正二月，宜夜卧早起，三月宜早卧早起。"

又曰："春三月，卧宜头向东方，乘生气也。"

"春气温，宜食麦以凉之，不可一于温也。禁吃热物，并焙衣服。"

《千金翼方》曰："春夏之交，阴雨卑湿，或饮汤水过多，令患风湿，自汗体重，转侧不能，小便不利。作他治必不救，惟服五苓散效甚。"

【注解】

①发陈：指二十四节气自立春开始的三个月，为一年之始。就是利用春阳发泄之机，退除冬蓄之故旧。

②肺俞：肺之背俞穴，属于足太阳膀胱经，位于第三胸椎棘突下，后正中线左右旁开1.5寸。

③胃俞：胃之背俞穴，属于足太阳膀胱经，位于第十二胸椎棘突下，后正中线左右旁开1.5寸。

【译文】

春季的三个月，是万物复苏的季节，自然界生机勃发，故称其为发陈。

天地自然，都富有生气，万物显得欣欣向荣。此时，人们应该入夜睡眠，早些起身，披散开头发，解开衣带，使形体舒缓，放宽步子，在庭院中漫步，使精神愉快，胸怀开畅。保持万物的生机，不要滥行杀伐，多施与，少敛夺，多奖励，少惩罚，这是适应春季的时令，保养生发之气的方法。如果违背了这个规律，肝脏之气就会受到损害。肝在五行属木，在五味为酸，木性能制约土性，而脾在五行属土，在五味为甘。春天正是肝木之气旺盛的季节，人的脾土之气会相对受到抑制，因此，春三月宜少食酸味的食品，多食甘味的食品，从而调养脾之气。

《内经》认为，天地是按照阴阳消长的规律运转不息的，我们养生也必须按照这个规律适时调节。违反了这一规律，必将导致体内的阴阳失调，使身体发病。

四季养生

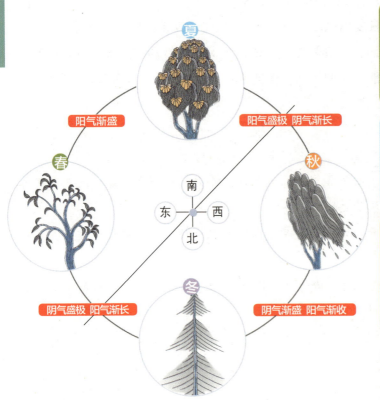

春季
万物发陈，人气在肝。养生要晚睡早起，起床后要散步，呼吸新鲜空气，穿着要宽松

夏季
万物生机勃勃的季节，人气在心。养生要晚睡早起，保持心情舒畅

秋季
阳气渐收，人气在肺。养生要早睡早起，收敛精神而不使其外散，并且要适时进补，以免遭到阴气的伤伐

冬季
万物潜藏，人气在肾。养生要早睡晚起，远离寒冷的刺激，注意保暖

春天阳气方生，万物萌发，正、二月间，天气还时寒时温，年事较高的人一般都有旧疾，受到春阳之气的影响，容易产生精神倦怠、旧病复发的现象。加上冬季以来，围炉烤火，吃高热食品，致使热能积蓄体内，到这个时候一般都要发散出来，就会导致体热头昏、壅膈涎嗽、四肢倦怠、腰脚无力等病症，这都是冬天蓄积的病。应时常掌握它的变化状态，稍有不适，不可随便用药，恐怕损伤脏腑，酿生他病，只需用些消化调气、凉膈化痰之类的汤剂，或服食一些性稍凉的食物，即可自然好转。如果没有不适，一般不用吃药。春天的太阳温暖、融和，可进行一些登高望远之类的活动，以舒散瘀滞的情怀，使体内生气畅发。不宜郁闷独坐。不要过量饮酒，日常的米、面食品，吃多了也会伤脾胃，很难消化的，尤其不能空腹多食。另外春天天气变化寒热不定，不可一下脱去棉衣。老年人气弱骨疏，最怕风寒侵入皮肤腠理，应随时备好夹衣，天暖时更下棉衣，应一层层渐减衣服，不可一下子脱去太多。

刘处士说："春天出现的病，大多源于冬至后夜半一阳始生之际。此时，阳气长，阴气消，心胸横膈之间的宿热，这时与阳气互相冲撞，犹如两只猛虎相遇于狭路上，必然相斗。到了春夏相交的时候，便生发伤寒虚热之类的流行病。这些都是由于冬季围炉烤火、吃高热食物、心膈中的积下的痰液流入四肢所造成的。应当服用祛痰类的药物进行疏导。不可使背受冷，背受冷便伤肺，引起鼻塞咳嗽。觉得很热，便略减上衣；稍冷，不要强忍，应马上加衣服。肺俞是五脏之表，胃俞是经络的延伸，二处都不可出现寒热失调。俗话说：'躲避寒风就像躲避利箭，躲避女色就像躲避战乱。要依照时令加减衣服，少在申时后进餐。'说的就是这个道理。"

《千金方》说："春季七十二日，少吃酸的食物，多吃甜的食品，可以调养脾脏之气。"

《养生论》说："春季三月，每天早晨梳头一二百下。到晚上睡觉时，用热水加盐少许，洗脚至膝，洗后就寝，可以泄风毒脚气，不使气血壅滞。"

《云笈七签》说："春季的正月、二月，宜晚睡早起，三月份宜早睡早起。"

又说:"春季三月,睡觉时宜将头部朝向东方,以摄取自然间的生气。"

又说:"春天天气暖和了,宜吃凉性的麦类食物,使人体与自然达到平衡。不要吃高热类的食物,也不要用火去烘烤衣服。"

《千金翼方》说:"春夏相交之际,阴雨连绵,湿气上升,这时如饮汤水太多,容易造成风湿,翻身不便,小便不利。做别的治疗都没用,只有服用五苓散才有效。"

正月修养法

【原文】

孟春①之月,天地俱生,谓之发阳。天地资始,万物化生,生而勿杀,与而勿夺。君子固密,毋泄真气。卦值泰,生气在子,坐卧当向北方。

孙真人《摄生论》曰:"正月肾气受病,肺脏气微,宜减咸酸,增辛辣味,助肾补肺,安养胃气。勿冒冰冻,勿太温暖。早起夜卧,以缓形神。"

《内丹秘要》曰:"阳出于地,喻身中三阳上升,当急驾河车,搬回鼎内。"

《活人心书》曰:"肝主龙兮位号心,病来自觉好酸辛。眼中赤色时多泪,嘘之病去效如神。"

【注解】

①孟春:春季的首月,具体指立春至惊蛰期间。

【译文】

正月是天地正气一起生发的时候,称为发阳。从这时候开始,万物生发。而作为自然界的人,就应该顺其自然,该发生的就让其发生,不去伤害；该给予就给予，不去剥夺。因此聪明人都小心对待，不使真气宣泄。正月在卦象中正值泰卦，人体之内的阳气在子时最为旺盛，端坐仰卧当面向北方。

孙真人的《摄生论》说："正月肾气受病，因此肺气会显得很微弱，这个时候应该少吃一些咸、酸的食物，多吃些辛辣的食物，这样才可以助肾补肺，安养胃气。衣服穿得不能太单薄以防着凉受寒，而又不能穿得太多。宜于晚睡早起，以舒展形神。"

《内丹秘要》说："阳出于地，比喻体内三阳上升，当急驾河车，搬回鼎内。"

《活人心书》说："肝主龙宅兮位号心，病来自觉好酸辛，眼中赤色时多泪，嘘之病去效如神。"

二月修养法

【原文】

仲春①之月，号厌于日，当和其志，平其心，勿极寒，勿太热，安静神气，以法生成。卦大壮，言阳壮过中也。生气在丑，卧养宜向东北。

孙真人《摄养论》曰："二月肾气微，肝正旺，宜戒酸增辛，助肾补肝。宜静②膈去痰水，小泄皮肤，微汗以散玄冬蕴伏之气。"

《内丹秘要》曰："仲春之月，阴佐阳气，聚物而出，喻身中阳火方半，气候匀停。"

《法天生意》云："二月初时，宜灸脚三里、绝骨，对穴各七壮③，以泄毒气，夏来无脚气冲心之病。"

"春分宜采云母石炼之，用矾石或百草上露水，或五月茅屋滴下檐水，俱可炼，久服延年。"

《济世仁术》云："庚子、辛丑日，采石胆，治风痰最快。"

【注解】

①仲春：春季的第二个月，即农历二月。

②静：通"净"，洁净。

③壮：艾灸中的一个重要的计量单位，每点燃一个艾炷实施一次艾灸称为灸了一壮。

【译文】

在春天的第二个月里，起居饮食应该避开那些嘈杂、喧嚣的地方，务使心志平和，寒暖适中，神气安静，以适应万物生长的规律。二月在八卦属大壮卦，意思是说阳气壮大已过中和的地步。人体之内的阳气在丑时最为旺盛，卧养当面向东北。

孙真人《摄生论》说："人在二月里肾气微弱，肝气旺盛，因此在饮食方面最好戒酸增辛，这样才能达到助肾补肝的目的。同时，二月宜于膈洁净，去痰水，小泄皮肤，出些汗水，以散发体内潜藏的玄冬之气，利于健康。"

《内丹秘要》说："春天的第二个月里，阴气辅助着阳气聚物而出，好比身中阳火方半，与气候一致。"

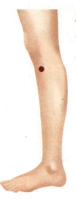

足三里
犊鼻下三寸，距胫骨前缘一横指（中指）处

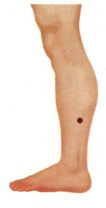

悬钟
外踝尖上三寸，腓骨前缘

《法天生意》说："二月初时，宜艾灸足三里和绝骨穴，双侧各灸七壮，以宣泄毒气，这样进入夏天后就不会生出脚气冲心之类的疾病。"

"春分日，可用矾石或者百草上的露水炼当日采回的云母石，五月茅屋滴下来的檐水可代替矾石和露水。久服可延年益寿。"

《济世仁术》记载："庚子、辛丑两日里采石胆治风痰，见效快。"

三月修养法

【原文】

季春①之月，万物发陈，天地俱生，阳炽阴伏，宜卧早起早，以养脏气。时肝脏气伏，心当向旺，宜益肝补肾，以顺其时。卦值夬②，夬者，阳决③阴也，决而能和之意。生气在寅，端坐仰卧宜向东北方。

孙真人曰："肾气以息，心气渐临，木气正旺，宜减甘增辛，补精益气。慎避西风，宜懒散形骸，便宜安泰，以顺天时。"

【注解】

①季春：春季的最后一个月，即农历三月。
②夬（guài）：卦名。
③决：通"缺"。

【译文】

春天的第三个月，自然界的万物都旧貌换新颜，一片欣欣向荣的景象，阳气炽烈，阴气潜伏，应早睡早起，以养脏气。这时候肝脏之气日衰，心脏之气日盛，应益肝补肾，以顺应自然界的生发规律。在八卦中，三月属夬卦，说的是阳气充足阴气缺失，但缺了也能弥合和的意思。人体之内的阳气在寅时最为旺盛。端坐仰卧当面向东北方向。

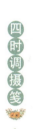

孙真人说："三月肾气渐渐平息，心气渐渐临近，木气正旺，故应减少食用甘味食物，多食辛味食物，可补益精气，使身体安康。要避开西北风，使身体放松，舒适平和地顺应天道。"

胆腑附肝总论

【原文】

胆者，金之精，水之气，其色青，附肝短叶下。胆者，敢也，言人果敢。重三两三铢，为肝之腑。若据胆，当不在五脏之数，归于六腑。因胆亦受水气，与坎同道，又不可同六腑，故别立胆脏。人之勇敢，发于胆也。合于膀胱，亦主毛发。《黄庭经》曰："主诸气力摄虎兵，外应眼瞳鼻柱间，脑发相扶与俱鲜。"故胆部与五脏相类也。且胆寄于坎宫，使人慕善知邪，绝奸止佞，敢行直道。胆主于金，金主杀，故多动杀之气。然而见杀则悲，故人悲者，金生于水，是以目有泪也。心主火，胆主水，火得水而灭，故胆大者心不惊；水盛火煎，故胆小者心常惧。阴阳交争，水胜于火，目有泪也。泪出于胆，发于肝，胆水主目瞳，受肝木之精二合。男子五十，目暗，肾气衰，胆水少耳，可补肾，长于肝。欲安其神，当息纷争，行仁义道德，以全其生也。胆合于膀胱，主于毛发。发枯者，胆竭也；爪干者，胆亏也；发燥毛焦者，有风也；好食苦味者，胆不足也；颜色光白者兼青色者，胆无病也。

【译文】

胆，其精属金，其气属水，其色为青，附于肝的短叶之下。胆意为敢，就是说人行事果敢。胆的重量为三两三铢，是肝之腑。如果要确定胆在人体内的位置，那么它应该不在五脏之列，而应归于六腑之中。因为胆也要遭受水气，与八卦中的坎位相对应，但又不允许与六腑相同，因此人体内就另外立了一个胆脏。一个人的勇敢与否是由他的胆腑来决定的。胆与膀胱相合，也主毛发。《黄庭经》说："胆主诸气力，摄虎兵，在外与瞳孔鼻柱间部位对应，头发因胆精的濡养而润泽。"因此，从这一层面上讲，胆腑与其他五脏相类似。而且胆寄身于八卦定位的坎宫，使人仰慕善良，辨别邪恶，去掉奸邪之念，断绝谄媚之心，敢于仗义执言。胆主于金，金主杀，因此使人常萌搏杀之气；然而人见搏杀就会悲痛，而金生水，因此人一悲痛就会有泪水从双目中流出。心主火，胆主水，水可以扑灭火，因此胆大的人很少产生惊恐的心理；而水盛则火煎，因此胆小的人经常产生惧怕的心理。人体之内，阴阳相争，水胜过了火，则眼中会出现泪水。而泪出于胆腑，发于肝脏，胆水在人体之外表现为眼中的瞳仁，得于肝精的滋养。男子到了五十岁之后眼睛昏暗，肾气衰弱，是因为体内的胆水渐渐少了。这时候可以吃些补肾的东西，以使养肝。而要想安养胆神的话，就应该处世无争，行仁义，讲道德，这样才可能养护它的生命力。胆腑与膀胱相合，在人体之外主毛发。人的毛发干枯，是因为胆腑枯竭的缘故；人的指甲干枯，是因为胆腑亏损的缘故；发燥毛焦的人是因为胆腑有风的缘故；而人如果喜欢吃苦味的东西，则是胆气不足的缘故。人的面容光白而略带青色的，则表明胆腑健康无病。

修养胆腑法

【原文】

当以冬三月，端居静思，北吸玄宫之黑气入口，三吞之，以补嘻之损，用益胆之津。

【译文】

冬天的三个月中，选择一个清静的环境，平心静气。面对北方，想象自己吸引玄宫的黑气入口，和着自己的津液吞入丹田（每次吞三下），这样可以补养嘻气时所带来的损害，可以润泽胆腑。

丹田为人体的部位名，分上丹田、中丹田和下丹田。我们常说的"意守丹田"中的"丹田"指的是下丹田。

丹田

任脉

上丹田
上丹田在头顶百会穴，有说在两眉间印堂穴

中丹田
中丹田在胸部膻中穴，有说巨阙穴

下丹田
下丹田在脐下小腹部，包括关元、气海、神阙、命门等穴位

督脉

有说在脐上神阙，又称祖窍，有说为足掌心之涌泉穴，其说不一

仙骨

夏 卷

夏三月调摄总类

【原文】

《礼记》曰："南方曰夏，夏之为言假也，养之长之，假之仁也。"《太元经》曰："夏者，物之修长也。"董仲舒曰："阳长居大夏，以生育万物。"《淮南子》曰："夏为衡①，衡以平物，使之均也。"《汉律志》曰："南者，任②也，阳气于时任养万物，故君子当因时节宣调摄，以卫其生。"

立夏，火相；夏至，火旺；立秋，火休；秋分，火废；立冬，火囚；冬至，火死；立春，火殁；春分，火胎，言火孕于木之中矣。

【注解】

①衡：秤。
②任：通"妊"，怀孕。

【译文】

《礼记》说："南方称为夏，夏有借助之意。也就是说，自然界的万物的滋养和生长都要借助于它。"《太元经》说："夏季是万物生长的时节。"董仲舒说："阳气长居于夏季，用来生育万物。"《淮南子》说："夏季为一杆秤，秤能够平衡万物，使其均衡。"《汉律志》也说："南者就是孕育的地方，阳气在这个时候能够孕育万物。因此君子应当审时度气，适当地节制自己，以保证生命旺盛的精力。"

立夏，在五行属于火，因此夏天的特征就像烈火，铄石流金。夏至时，火气兴旺；立秋时，火气衰减；秋分时，火气废尽；立冬时，火气被囚；冬

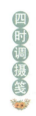

至时，火气开始消亡；立春时，火气彻底消失；到了春分时节火气又开始孕育，这说明火是孕育于木中的。

心脏夏旺论

【原文】

心属南方火，为赤帝神，形如朱雀，像如倒悬莲蕊。心者，纤也，所纳纤微，无不贯注，变水为血也。重十二两，居肺下肝上，对鸠尾①下一寸。（注曰：胸中心口掩下鸠尾也。）色如缟映绛，中有七孔、三毛。上智之人，心孔通明；中智之人，五孔，心穴通气；下智无孔，气明不通，无智，狡诈。心为肝子，为脾母。舌为之宫阙，窍通耳。左耳为丙，右耳为丁。液为汗，肾邪入心则汗溢，其味苦。小肠为心之腑，与心合。《黄庭经》曰："心部之宅莲含花，下有童子丹元家，主适寒热荣卫和，丹锦绯囊披玉罗。"其声徵，其臭焦，故人有不畅事，心即焦躁。心气通则知五味，心病则舌焦卷而短，不知五味也。其性礼，其情乐。人年六十，心气衰弱，言多错忘。

心脉出于中冲，生之本，神之处也，主明运用。心合于脉，其荣色也，血脉虚少，不能于脏腑者，心先死也。心合辰之己午，外应南岳，上通荧惑之精。故心风者，舌缩不能言也。血壅者，心惊也；舌无味者，心虚也；善忘者，心神离也；重语者，心乱也；多悲者，心伤也；好食苦者，心不足

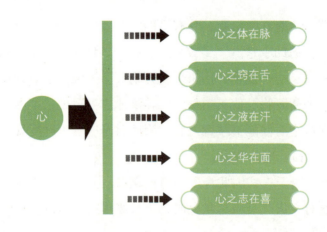

也；面青黑者，心气冷也；容色鲜好，红活有光，心无病也。肺邪入心则多言。心通微，心有疾，当用呵，呵者，出心之邪气也。故夏三月，欲安其神者，则含忠履孝，辅义安仁，定息火炽，澄和心神，外绝声色，内薄滋味，可以居高朗，远眺望，早卧早起，无厌于日，顺于正阳，以消暑气。逆之则肾心相争，水火相克，火病由此而作矣。

【注解】

①鸠尾：出《灵枢·九针十二原》中，属任脉，位于上腹部，前正中线上，当胸剑结合部下1寸。

【译文】

心在五行属火，在五位与南方相应，在掌管五方的五帝中属赤帝统辖，其外貌如朱雀，形状像倒悬的莲花花苞。心是纤细的意思，容纳细微的东西，人体中没有一处不被其灌注，能化津液为血液。心重十二两，位置在肺的下面、肝的上方，也就是对尾鸠下面一寸的地方（人体内，胸中心口掩盖着下尾鸠），颜色如同薄丝绸映出的绛红色，中间有七孔、三毛。有大智慧的人心孔通明，智慧中等的人只有五孔，心穴通气；智能低下的人心上无孔，气明不通，无智且狡诈。心为脾之母，为肝之子，人的舌头为心之宫阙，其窍通于两耳（现公认说法是心开窍于舌，肾开窍于耳）。在天干，左耳为丙，右耳为丁。在液体上表现为汗水，如肾邪入心，则有汗水溢出，心属苦。小肠是心之腑，与心脏相应合。《黄庭经》说："心就像含苞待放的莲花，下有练童子功的丹元，主司寒热、营卫的调节，像一个红色锦帛做的袋子。"在五音中为徵音，在气味属焦味，因此当人遇到不愉快的事，心就焦躁。心气通可以识别五味，有病时人的舌头就会显得焦枯短缩，不能辨别五味。外在表现的特性为礼节，表现的情趣为快乐。人到六十岁，心气衰弱，容易说错话。

心脉出于中冲穴，是生命的根本，神明的处所，主宰智慧。心合于脉，主面容肤色，如果血虚少不能滋养脏腑，则表示心脏功能已丧失。与心相合的时辰是巳、午，在外与五岳中的南岳衡山相应，在天与荧惑之精幽合。因此舌头内缩不能言语都是心风的缘故；血脉壅塞的人心常惊恐；舌头不能辨别五味的人，是心的气血不足；善忘的人，是心神离散；言语重复啰唆的人，是心神混乱；经常悲伤的人，是心受到了伤；喜欢吃苦味食物的人，是心气不足；面色青黑的人，是因为心气冷；只有红光满面的人，心脏才健康无病。如果肺邪之气入心的话，人就表现得言语特别多。心的功能表现在细微的方面，有病时发"呵"音，可以呵出心中的邪气。因此夏天的三个月要想安养心神，则应该有忠孝之心，辅义安仁，尽可能地克制自己，使自己心平气和，清心寡欲，早睡早起。起床之后不妨登高望远，以赏心悦目。对于日常生活不生厌烦之念，顺应夏气，以消除暑邪。如果违背了这些规律，便会引起肾心相争，因为肾属水，心属火，水火相克，疾病丛生。

相心脏病法

【原文】

心热者，色赤而脉溢①，口中生疮，腐烂作臭，胸、膈、肩、背、两胁、两臂皆痛。心虚则心腹相引而痛，或梦刀杖火焰、赤衣红色之物、炉冶之事，以恍怖人。心病欲濡，急食咸以濡之，用苦以补之，甘以泻之。禁湿衣热食，心恶热及水。心病，当脐上有动脉，按之牢若痛，更苦烦煎，手足心热，口干舌强，咽喉痛，咽不下，忘前失后，宜服五参丸。

秦艽七钱，人参七钱，丹参七钱，玄参一两，干姜三钱，沙参四钱，酸枣仁七钱。

上为末，蜜丸，空心，人参汤服三四十丸，日再服。

【注解】

①脉溢：血脉异常充满。

【译文】

心热的人脸色发红,且血脉异常充满;口中生疮,甚者腐烂并发出臭味;胸、膈、肩、背、两胁、两臂都有疼痛的感觉。心病虚证,则会扯动小腹,引起小腹疼痛,或者经常梦见刀、杖、火焰、红色的衣服和物件,以及炉火冶炼等,使人在这种恍恍惚惚的梦境中的产生恐怖的心理。治疗心病应以濡润为法,马上吃些有咸味的食物以濡养心脏,苦味的食物可以补养心脏,甘味的食物可以帮助心脏泻去火气。心有病,忌穿湿衣,忌吃热食,因为心脏厌热嫌水。心病发作时,肚脐的上方就好像有一条血脉在蹿动,按上去像有硬块且有疼痛感,人烦躁不安,手心、脚心发热,口渴,舌燥,咽喉疼痛,进食困难,且健忘。出现了这些现象宜服五参丸。

秦艽七钱,人参七钱,丹参七钱,玄参一两,干姜三钱,沙参四钱,酸枣仁七钱。

以上七味都研为末,做成蜜丸,早上空腹时人参汤送服三四十丸,白天再服一次。

修养心脏法

【原文】

当以四月五月弦朔①清旦,面南端坐,叩齿九通,漱玉泉②三次,静思注想,吸离宫赤气入口,三吞之,闭气三十息,以补呵气之损。

【注解】

①弦朔:即弦日朔日。指农历每月的初七、八为上弦日,廿二、廿三日为下弦日,初一为朔日。

②玉泉:津液,唾液。

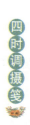

【译文】

应当在四月、五月两个月的初一、初七、初八、二十三、二十四日的清晨，面向南方端坐，叩齿九通，咽津三次，静静地想象自己吸引南方离宫的赤气入口，和着口中的津液吞入丹田。咽气三次，闭气约三十次呼吸的时间，用来补养因呵气对心脏造成的损害。

夏季摄生消息论

【原文】

夏三月属火，主于长养。心气火旺，味属苦。火能克金，金属肺，肺主辛，当夏饮食之味，宜减苦增辛以养肺。心气当呵以疏之，嘘以顺之。三伏内，腹中常冷，特忌下利①，恐泄阴气，故不宜针灸，惟宜发汗。夏至后，夜半一阴生，宜服热物，兼服补肾汤药。夏季心旺肾衰，虽大热不宜吃冷淘冰雪蜜水、凉粉、冷粥，饱腹受寒，必起霍乱。莫食瓜茄生菜，原腹中方受阴气，食此凝滞之物，多为癥块②。若患冷气痰火之人，切宜忌之，老人尤当慎护。平居檐下、过廊、巷堂、破窗皆不可纳凉，此等所在虽凉，贼风中人最暴。惟宜虚堂净室，水亭木阴，洁净空敞之处，自然清凉。更宜调息净心，常如冰雪在心，炎热亦于吾心少减。不可以热为热，更生热矣。每日宜进温补平顺丸散。饮食温暖，不令大饱，常常进之。宜桂汤、豆蔻熟水，其于肥腻当戒。不得于星月下露卧兼便，睡着使人扇风取凉，一时虽快，风入腠里，其患最深。贪凉兼汗身当风而卧，多风痹，手足不仁，语言謇涩，四肢瘫痪。虽不人人如此，亦有当时中者，亦有不便中者，其说何也？逢年岁方壮，遇月之满，得时之和，即幸而免，至后还发。若遇年力衰迈，值月之空，失时之和，无不中者。头为诸阳之总，尤不可风，卧处宜密防小隙微孔，以伤其脑户。夏三月，每日梳头一二百下，不得梳着头皮，当在无风处梳之，自然去风明目矣。

《养生论》曰："夏谓蕃秀，天地气交，万物华实，夜卧早起，无厌于

痹病的发展都是由体表向体内扩展，发现越早越容易治疗。如果等到疾病发展到骨髓再求医，即使神仙也无能为力了。

疾病的发展与治疗

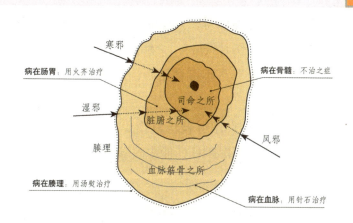

日。使志无怒，使华成实，使气得泄。此夏气之应，养长之道也。逆之则伤心，秋发痎疟，奉收者少，冬至病重。"

又曰："夏气热，当食菽以寒之，不可一于热也。禁饮温汤，禁食过饱，禁湿地卧并穿湿衣。"

《千金方》曰："夏七十二日，省苦增辛，以养肺气。"

《黄帝内经》曰："夏季不可枕冷石并铁物取凉，大损人目。"

陶隐居曰："冰水止可浸物，使驱日晒暑气。不可作水服，入腹内，冷热相搏，成疾。若多着饴糖拌食，以解酷暑亦可。"

《书》曰："夏至后，秋分前，忌食肥腻、饼臛、油酥之属，此等物与酒浆瓜果极为相妨，夏月多疾以此。"

又曰："夏勿露卧，令人皮肤成癣，或作面风。"

又曰："夏伤暑热，秋必痎疟。忽遇大寒，当急防避。人多率受，时病由此而生。"

《参赞书》曰："日色晒热石上凳上，不可便坐，揎热生豚疮，冷生疝气。人自大日色中热处晒回，不可用冷水洗面，损目。伏热在身，勿得饮冷水及以冷物激身，能杀人。"

《书》云："五六月深山涧中停水，多有鱼鳖精涎在内，饮之成瘕。"

《养生论》曰："夏日不宜大醉。清晨吃炒葱头酒一二杯，令人血气通畅。"

又曰："风毒脚气因肾虚而得，人生命门属肾，夏月，精化为水，肾方衰绝，故不宜房色过度，以伤元气。"

《金匮要略》曰："夏三月不可食猪心，恐死气犯我灵台耳。宜食苦荬以益心。"

《养生论》曰："夏月宜用五枝汤洗浴，浴讫，以香粉傅身，能驱瘴毒，疏风气，滋血脉，且免汗湿阴处，使皮肤燥痒。"

五枝汤方

桑枝、槐枝、桃枝、柳枝各一握，麻叶半斤，煎汤一桶，去渣，温洗，一日一次。

傅身香粉方

用粟米作粉一斤，无粟米，以葛粉代之。加青木香、麻黄根、香附子（炒）、甘松、藿香、零陵香。

以上各二两，捣罗为末，和粉拌匀，作稀绢袋盛之，浴后扑身。

【注解】

①下利：即"下痢"，指大便溏稀的病症。
②瘕块：指腹中结块的病症。

【译文】

夏天三个月在五行属火，在自然界主长养。心在五行中也属火，在五味中属苦，火能克金，肺在五行中属金，在五味中属辛，苦味能克制辛味，因此在这个季节里的饮食调摄，宜少吃苦味的食品，多食辛味的食品，以达到补养肺脏的目的。心气应发"呵"字之音而疏导，发"嘘"字之音而顺之。三伏天时，腹中容易受凉，特别要注意不要下痢，否则就会有宣泄阴气之虞，也不宜用针灸疗法，只适合发汗。夏至过后，夜深时就有阴气生发，最好服些性热的食物，同时服一些补肾汤药。在这个季节里，人的心气旺盛，肾气衰弱，因此即使是天气奇热的时候，也不宜吃冷饮，冰冻蜜水、凉粉、冷粥，这些食物吃多了之后再着凉，很容易导致霍乱。要尽可能避免食用瓜茄生菜，这些食物都属凝滞之物，因原腹中才受阴气，吃了后大多形成癥块，如患冷气痰火的人，更要避免食用，上了年纪的老人尤其不可掉以轻心。在这个季节里，人应尽可能避免去檐下、走廊、巷堂、破窗处乘凉，这些地方虽然凉快，但阴风邪气却很容易危害人体健康。而虚堂净室，水亭树荫以及洁净的空敞之处的自然清凉，更加适宜人的调息。在这个季节里，人可以常常想象有一股冰凉之气在自己体内循环，这样炎热之气也会随之减少，如果人老是想着天气炎热，那么就会感觉更热。每天适宜服用一些温补平顺丸散，饮食温暖，不使吃得太饱，可以少食多餐。也适宜于服用桂汤、豆蔻煮水，肥腻的食物应尽可能不吃。在这个季节里，人不可以为贪求凉快而在星月之下露天而卧，或者睡着之后让人扇风取凉，这样虽然有一时的凉快之意，但风侵入肌肤，隐患最大。人如果贪图凉快在有汗时当风而卧，就很容易造成风痹，会出现手足麻木，语言含混，甚至造成四肢瘫痪。虽然不会人人如此，有些当时就发病，有些则没有发病，这是怎么回事呢？这是因为有的人年轻力壮，抵抗能力自然要强一些，因此一时侥幸，但以后却仍会有以上症状发生。如碰上年老体衰的人，则抵抗能力自然微弱，因此也就没有一个可以幸免了。人的头部是各种阳气汇总的地方，尤其不能受风，因此卧室应注意不让孔隙对着头部，以保护生命之门。夏季三月，每天梳头一二百下（但不可梳着头皮，也不可在有风的地方梳），可以自然而然的祛风明目。

《养生论》说："夏天象征着茂盛。天地之气交融，自然界的万物正在成长。人应晚睡早起，对于日常生活不生厌烦心理。使志无怒，使花成果，使气得泄，这既是夏天的自然界之规律，也是人应长期遵循的养生之道。若违背这一规律，则会使心受到伤害，导致秋天患上疟疾，且愈者少，到冬至时病情更加严重。"

又说："夏季天气热，应当吃些豆类食品以消暑，不可听之任之。这个季节禁饮热汤，忌食得过饱，也不能在潮湿的地面睡觉和穿湿衣服。"

《千金方》说："夏季七十二日，少吃苦味食物，多吃辛味食物，以补养肺气。"

《黄帝内经》说："夏季里不能用冷石和铁物当枕头以取凉，这样对人的眼睛危害极大。"

陶隐居说："冰水只可以用来浸物，以驱除物体上的因日晒留下的暑气，但不能当水喝。因为喝到腹内之后，它就会与体内之热气发生冲突，以致体内阴阳失调，终于成疾。如能多用些饴糖拌食，以缓解酷暑，还是可以的。"

《书》说："从夏至后到秋分前这段时间里，忌食肥腻、肉羹、油酥之类的食物，这些食物与酒浆瓜果互为排斥，夏天里很多的疾病都是因此而来。"

又说："夏天里不可在露天之下睡觉，这样会使人皮肤长癣，或风寒入肌。"

又说："夏天里中了暑气热毒，到秋天定会变成疟疾。如突然遇上大冷的天气，人应该赶快防避。人轻易就染上了流行病，大多是这个原因所致。"

《参赞书》说："被太阳晒热了的凳子不可以马上坐，否则将因为臀部积热生疮，积冷生则生疝气；人在大太阳下回来后，不能用冷水洗脸，这样会损及眼目，大汗淋漓热气在身时，不能饮冷水和用冰凉的物体刺激身体，这样会害人性命。"

《书》说："五六月里，深山里水坑中的积水大多含有鱼鳖之类的精涎，饮用之后会患上瘕病。"

《养生论》说："夏天里饮酒不宜大醉。清晨起来时喝一二杯炒葱头酒，可使人血气通畅。"

又说："风毒、脚气是因为肾虚之故。人体的命门属肾，夏季里，精化为水，以致肾气衰微，因此人不宜放纵房事，以免损伤元气。"

《金匮要略》说："在夏季的三个月里不要吃猪心，以免死气侵犯人的心灵。宜多吃苦葵（苣荬菜）以益心脏。"

《养生论》说："夏天里最好烧五枝水洗澡，洗完后，附些香粉放在身上，可以驱除瘴毒，疏导风气，滋养血脉，而且可以避免阴处汗湿之后的瘙痒。"

五枝汤方

桑枝、槐枝、桃枝、柳枝各一把，麻叶半斤，烧水一桶，去渣，温洗，一日一次。

傅身香粉方

用粟米磨粉一斤（如无粟米，可以葛粉代替），加青木香、麻黄根、香附子（炒）、甘松、藿香、零陵香，以上各二两。将后六味捣罗为末，和粟米粉拌匀，用稀绢袋装好，浴后扑身。

四月修养法

【原文】

孟夏之月，天地始交，万物并秀，宜夜卧早起，以受清明之气。勿大怒大泄。夏者，火也，位南方，其声呼，其液汗，故怒与泄为伤元气也。卦值乾，乾者，健也，阳之性，天之象也。君子以自强不息。生气在卯，坐卧行动宜向正东方。

孙真人曰："是月肝脏已病，心脏渐壮，宜增酸减苦，以补肾助肝，调养胃气。勿受西北二方暴风，勿接阴以壮肾水，当静养以息心火。勿与淫接，以宁其神，以自强不息，天地化生之机。"

【译文】

夏季的第一个月，此时天地开始上下交融，自然界万物并秀。人于此时宜晚睡早起，以承受清明的气息；不要大怒大泄。夏在五行属火，与南方相应，声音为呼，在液为汗，因此怒与泄都能伤元气。在八卦中为乾卦，乾是强健的意思，属于阳性，是天的形象。因此君子应自强不息。四月里，人体之内的阳气在卯时最为旺盛，端坐仰卧行动当面向正东方。

孙真人说："这个月肝脏已经衰弱，而心脏却渐渐强壮，因此人应多吃酸味的食物，少吃苦味的食物，用来补肾养肝，调养胃气。不要让西、北两个方向的暴风伤害自己的身体，要节制房事，以壮肾水。应静心调养，以息心火，不接触淫秽之物，让心神安宁，应当以自强不息的态度来迎接天地化生的时机。"

五月修养法

【原文】

仲夏之月，万物以成，天地化生，勿以极热，勿大汗，勿曝露星宿，皆成恶疾。忌冒西北之风，邪气犯人。勿杀生命。是月，肝脏已病，神气不行，火气渐壮，水力衰弱，宜补肾助肺，调理胃气，以顺其时。卦值姤①，姤者，遇也，以阴遇阳，以柔遇刚之象也。生气在辰，宜端坐仰卧向东南方。

孙真人曰："是月肝脏气休，心正旺，宜减酸增苦，益肝补肾，固密精气。卧早起早，慎发泄，五日尤宜斋戒静养，以顺天时。"

《保生心鉴》曰："午火旺则金衰，于时当独宿，淡滋味，保养生脏。"

【注解】

①姤（gòu）：卦名。

【译文】

夏天的第二个月，世间万物都已长成，这是天地孕育化生的结果。在这种自然环境之下，人不应当使自己大汗淋漓，把自己置身于高温环境之中，或在夜间露宿，这都可能导致严重的疾病。切忌迎着西北风吹，防止风中的邪气侵入人体。这期间也不要杀生。这个月，肝脏处于衰弱期，人的精神和气息提不起来，火气逐渐强壮，而水力却变得衰微，因此在饮食方面应注重补肾助肺并调理胃气，以顺应这个时节的生养规律。在八卦定位于姤，姤是相遇的意思，象征着阴遇阳，柔遇刚的卦象。人体之内的阳气在辰时最为旺盛，端坐仰卧当面向东南方。

孙真人说："到了五月，人的肝脏开始转平，而心火转旺，此时在饮食调养方面要注意减少酸味食物，多食苦味食物，以利益肝补肾，蓄养精气。还要应当早睡早起，慎重发泄，初五这天更适宜斋戒静养，以顺应自然规律。"

《保生心鉴》说："正午火旺而金衰（五行之中火克金），因此人到了这时应当单睡独宿，饮食清淡，保养体内的脏气。"

六月修养法

【原文】

季夏之月，发生重浊，主养四时，万物生荣，增咸减甘，以滋肾脏。是月肾脏气微，脾脏独旺，宜减肥浓之物，益固筋骨。卦值遁，遁者，避也，二阴浸长，阳当避也，君子庄矜自守。生气在巳，端坐仰卧宜向南方。

孙真人曰："是月肝气微弱，脾旺，宜节约饮食，远声色。此时阴气内伏，暑毒外蒸，纵意当风，任性食冷，故人多暴泄之患。切须饮食温软，不令太饱，时饮粟米温汤、豆蔻熟水最好。"

《内月秘诀》曰："建未之月，二阴之卦，是阴气渐长，喻身中阴符，离去午位，收敛而下降也。"

【译文】

夏天的第三个月，生发之气重浊，是大自然赋予万物的生命力最为繁茂的时期,在阳光雨露的普照滋润下,自然界朝气蓬勃。饮食上应该多吃些咸味的食物,少食甘味的东西,从而滋养肾脏。在这个月里,肾脏微弱,唯独脾脏的气息尤其旺盛,因此最好少吃肥腻的食物,这样才能让筋骨强壮。六月在八卦中为遁卦,遁就是回避的意思,阴气倍增,阳气当回避。因此,君子应当谨慎自持,顺应自然界的生养规律。六月里,人体之内的阳气在巳时最为旺盛,人端坐仰卧当面向南方。

孙真人说:"六月肝气微弱,而脾气旺盛,此时调养应节制饮食,疏远女色。此时,阴气内伏,暑毒外蒸,因此调养时要注意不要由着性子吃冷食,不要对风睡觉,不要夜里纳凉,睡觉时也要盖好腹部,以免着凉,引起暴泄疾患。在饮食方面,要以温软食物为主,切记不要吃得太饱,可适当进食小米粥、豆蔻熟水,对脾胃有益。"

《内丹秘诀》上说:"建未(六月)之月,二阴之卦,阴气正渐渐生发。人体之内阳气慢慢从午位离去,呈收敛和下降的状态。"

古人确立了十二方位图,根据斗柄所指的位置又划分了十二个月,十二个月又与十二地支相配。一个地支与一个月份相对,称为月建,如图所示: **十二地支配月建**

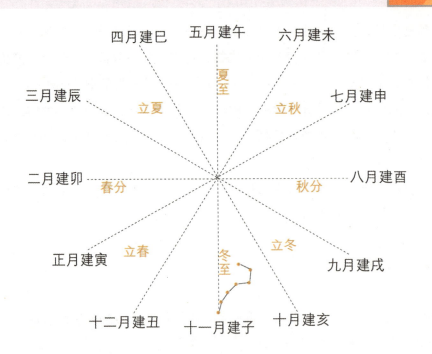

脾脏四季旺论

【原文】

脾脏属中央土，旺于四季，为黄帝，神肖凤形，坤之气，土之精也。脾者，裨也，裨助胃气。居心下三寸，重一斤二两，阔三寸，长五寸。脾为心子，为肺母，外通眉阙，能制谋意辩，皆脾也。口为之宫，其神多嫉。脾无定形，主土阴也。妒亦无准，妇人多妒，乃受阴气也。食熟软热物，全身之道也。故脾为五脏之枢，开窍于口，在形为颊，脾脉出于隐白，脾乃肉之本意处也。谷气入于脾，于液为涎，肾邪入脾则多涎。六腑，胃为脾之腑，合为五谷之腑也。口为脾之官，气通则口知五味，脾病则口不知味。脾合于肉，其荣唇也，肌肉消瘦者，脾先死也。为中央，为季夏，日为戊己，辰为丑辰未戌，为土。其声宫，其色黄，其味甘，其嗅香，心邪入脾则恶香也。脾之外应中岳，上通镇星之精。季夏并四季各十八日，存镇星黄气入脾中，连于胃上，以安脾神。脾为消谷之腑，如转磨然，化其生而入于熟也。脾不转则食不消也，则为食患。所以脾神好乐，乐能使脾动荡也。故诸脏不调则伤脾，脾脏不调则伤质，质神俱伤，则人之病速也。人当慎食硬物，老人尤甚。不欲食者，脾中有不化食也。贪食者，脾实也；无宿食而不喜食者，脾虚也；多惑者，脾不安也，色憔悴者，脾受伤也；好食甜者，脾不足也；肌肉鲜白滑腻者，是脾无病征也。肺邪入脾则多歌，故脾有疾当用呼，呼以抽其脾之疾也。中热亦宜呼以出之。当四季月后十八日，少思屏虑，屈己济人，不为利争，不为阴贼，不与物竞，不以自强，恬和清虚，顺坤之德而后全其生也。逆之则脾肾受邪，土木相克，则病矣。

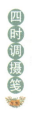

【译文】

脾在五行属中央土，旺于四季，在掌管五方的五帝中受黄帝统辖。其八卦定位于坤卦，其神形如凤，其气为坤，其精为土。脾是裨的意思，是说它裨助胃气。脾的在心脏下方三寸的地方，重一斤二两，宽三寸，长五寸。脾

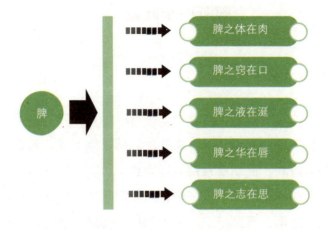

为心之子,为肺之母,在外与眉阙相通,人的谋略、口才都决定于脾气。口是脾脏的官窍,人的嫉妒之性也产生于脾。因为脾性属土,因此它的形状也和土一样难以固定。而脾脏产生的嫉妒之性也因人而异,因此,女人常产生的妒忌心理都是来源于脾脏的阴气。常吃熟、软、热的食物是保持身体健康的关键。脾脏是五脏的枢纽,开窍于口。脾在形体上表现为脸颊,其脉出于隐白穴。脾主肌肉,食物的养分进入脾脏,表现在液体上为涎水,如果肾脏邪气侵入脾脏,涎水就会多。在六腑之中,胃就像脾的宅院,两者共同成为接纳食物的地方。口是脾的门户,脾气通畅则口可以分辨出五味,脾脏有病则口不辨五味。脾与肉互为表里,因此脾脏功能良好的人,嘴唇就会丰满。如果肌肉消瘦,表明脾脏接近坏死。脾居身体的中央,四时与季夏(六月)对应,在天干属于戊己,与之相合的时辰是丑辰未戌四时,五声中属宫,五色中为黄色,五味中主甘味,气味属清香。如果心邪入脾,则厌恶清香之物。脾与五岳中的中岳相应,在天与镇星之精幽合。夏季三月以及四季中的后十八天,镇星经常出现于天空之中,自然界的黄气孕育着人的脾脏,且与胃部连接,使脾脏得到安歇。脾是消化食物的脏器,就像转动的石磨,能消化食物吸收养分。脾功能失调就无法消化食物,人体就反而被食物危害。脾神喜好快乐。各个内脏功能失调的话,也会导致脾脏受到伤害,而脾脏失调的话则伤体质,体质和神气都受到了损伤,人很快就要生病。人们应当尽量少吃硬食,尤其老年人更要注意。不想进食的人,是因为脾内尚有没有消化的食物。贪食的人脾气实，腹中空空而又不想进食的人是因为脾虚的缘故，多疑人是因为脾不安的缘故，面容憔悴的人是因为脾受到了损伤，喜欢吃甜味食物的人是脾气不足，肌肤鲜白滑腻嫩，是脾脏健康无病的表现。如果肺邪入脾，表现在行为上就喜欢唱歌，因此治脾脏的疾病，可发"呼"字之音来祛除病邪，内热也宜使用这个方法。每个季节最后一个月的后十八天，人应该少思少虑，多主动帮助他人，不为利而争，不强迫自己去做什么，清心寡欲，与世无争，顺应坤卦的那种柔顺的德行。如果违背了这些规律和原则，人的脾、肾就会受到损伤，土木相克，疾病就会发生。

修养脾脏法

【原文】

当以夏季之月朔旦，并三季后十八日，正坐中宫，禁气①五息，鸣天鼓二十四通②，吸坤宫黄气入口，十二吞之，以补呼之损也。

【注解】

①禁气：指通过运气的方式施行禁术。
②鸣天鼓二十四通：以两手抱于脑后，用中食二指轻轻敲击头顶，左右各二十四下。

【译文】

在夏季三个月，每月初一早上，以及春、秋、冬三季的最后十八天，应当在中宫正襟危坐，闭气五息，鸣天鼓二十四下，想象自己吸入了坤宫中的黄气入口，分十二次吞入，以补养因"呼"带来的损伤。

相脾脏病法

【原文】

脾热者，鼻赤黄而肉臑；脾虚，则腹胀鸣，成溏痢，食不消化。脾风，则多汗恶风，体上游风习习，四肢无力，举动懈怠，不思饮食，足不能行，脚下胀痛。脾恶湿，食苦以燥之。又云：脾病欲缓，食甜以补之，苦以泻之。脾病，当脐下有动气，按之牢若痛，苦逆气，小肠急痛下泄，足重胫寒，两胁胀满，时作呕吐，气满充心，四肢浮肿，宜服诃黎勒丸。

诃黎勒丸方

干地黄一钱，牡丹皮一钱，薯蓣八分，泽泻八分，茯苓八分，川芎八分，山茱萸九分，干姜三分，诃黎勒皮十分，荜茇三分。

上为末，炼蜜为丸，如桐子大。空心，地黄汤下二十丸。

【译文】

脾有热邪的人，鼻子赤黄且鼻肉隆起；脾虚的人，腹部鼓胀，食物不能消化，溏痢；脾有风邪的人，则表现为经常出汗，见风便有恶心的感觉，体上游风习习，四肢无力，举动懈怠，不思饮食，足不能行，脚下肿痛。脾恶湿气，可以吃些苦味的东西使脾脏干燥。另外，脾脏有病，可以吃些甜味的东西来补养，吃些苦味的东西来驱散病气。当脾有病时，肚脐的下方就好像有一股气在蹿动，按上去似乎有硬块并有疼痛的感觉。如果脾脏之气逆动，则小肠就会发生痉挛，下泄，小腿发冷，两胁胀满，不时呕吐，气满充心，四肢浮肿。这种情况应服用诃黎勒丸。

诃黎勒丸方

干地黄一钱，牡丹皮一钱，薯蓣八分，泽泻八分，茯苓八分，川芎八分，山茱萸九分，干姜三分，诃子皮十分，荜茇三分。

以上十味共研为末，炼蜜为丸，丸如桐子大。空腹时，以地黄汤送服二十丸。

秋 卷

秋三月调摄总类

【原文】

《礼记》:"西方曰秋,秋者,愁也。愁之以时,察守义也。"《太元经》曰:"秋者,物皆成象而聚也。"《管子》曰:"秋者,阴气始下,故万物收。"《淮南子》曰:"秋为矩,矩者,所以方万物也。"《汉律志》曰:"少阴者,西方也。西者,迁也,阴气迁落,万物纠①敛,乃成熟也。"当审时节宣,调摄以卫其生。

立秋,金相;秋分,金旺;立冬,金休;冬至,金废;立春,金囚;春分,金死;立夏,金殁;夏至,金胎,言金孕于火土之中也。

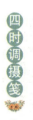

【注解】

①纠:收。

【译文】

《礼记》说:"西方为秋,秋就是愁的意思。人们常在这个时节发愁,是因为明白了守的意义。"《太元经》说:"秋天,为万物成熟丰收的季节。"《管子》说:"秋天,阴气开始下降,因此万物开始收敛。"《淮南子》说:"秋天是法度,法度就是规范万物的。"《汉律志》载:"秋天为少阴,为西方,西就是迁移的意思,阴气开始迁移下落,万物开始收敛,因而成熟。"因此人应当审时度气,不要过于宣泄精气,适当克制自己,以此来保证生命旺盛的生机。

立秋,在五行中属金,万物到了这个季节大多已经成熟,是收割的时候了。秋分时,金气兴旺;立冬时,金气衰减;冬至时,金气废尽;立春时,金气被囚禁；春分时，金气亡；立夏时，金气彻底消失；夏至时，金气开始生发。因为火生土、土生金，在经过了夏天的火之后，金已经孕育在火土之中。

天干的特性						
天干	时间(四季)	空间(方位)	五行(物质)	五脏	生旺衰死	阴阳
甲乙	春	东	木	肝	生	阳
丙丁	夏	南	火	心	长	
戊己	长夏	中	土	脾	化	阴阳交
庚辛	秋	西	金	肺	收	阴
壬癸	冬	北	水	肾	藏	

肺脏秋旺论

【原文】

肺属西方金，为白帝神，形如白虎，象如悬磬，色如缟映红。居五脏之上，对胸，若覆盖然，故为华盖。肺者，勃也，言其气勃郁也。重三斤三两，六叶两耳，总计八叶。肺为脾子，为肾母，下有七魄，如婴儿，名尸狗、伏尸、雀阴、吞贼、非毒、阴秽、辟臭，乃七名也。夜卧及平旦时，叩齿三十六通，呼肺神及七魄名，以安五脏。鼻为之宫，左为庚，右为辛。在气为咳，在液为涕，在形为皮毛也。上通气至脑户，下通气至脾中，是以诸气属肺，故肺为呼吸之根源，为传送之宫殿也。肺之脉出于少商，又为魄门。久卧伤气，肾邪入肺则多涕，肺生于右为喘咳。

大肠为肺之腑，大肠与肺合，为传泻行导之腑。鼻为肺之官，肺气通则鼻知香臭。肺合于皮，其荣毛也，皮枯而发落者，肺先死也。肺纳金，金受气于寅，生于巳，旺于酉，病于亥，死于午，墓于丑，为秋，日为庚辛，为申酉。其声商，其色白，其味辛，其臭腥，心邪入肺则恶腥也。其性义，其

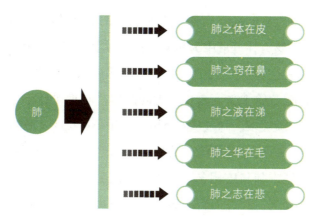

情怒。肺之外应五岳，上通太白之精，于秋之旺日，存太白之气入于肺，以助肺神。肺风者，鼻即塞也；容色枯者，肺干也；鼻痒者，肺有虫也；多恐惧者，魄离于肺也；身体黧黑者，肺气微也；多怒气者，肺盛也；不耐寒者，肺劳也，肺劳则多睡。好食辛辣者，肺不足也；肠鸣者，肺气壅也。肺邪自入者，则好哭，故人之颜色莹白者，则肺无病也。肺有疾，用呬①以抽之，无故而呬，不祥也。秋三月金旺主杀，万物枯损，故安其魄而存其形者，当含仁育物，施惠敛容，藏阳分形，万物收杀，雀卧鸡起，斩伐草木，以顺杀气，长肺之刚，则邪气不侵。逆之则五脏乖而百病作矣。

【注解】

①呬（xì）：运气吐纳之法，指嘘气。

【译文】

肺在五行属金，方位上属西方，在五帝中归白帝统辖，肺神外形像白虎，肺形如同悬挂的磬，颜色像白缟裹住的红色，位置在五脏之上，在胸的两侧而覆盖于五脏，因此称为华盖。肺是勃动的意思，指的是人气在此勃郁。肺重三斤三两，有六叶两耳，共为八叶。肺是脾之子，为肾之母。里面有七魄，就像婴儿一样，分别叫尸狗、伏尸、雀阴、吞贼、非毒、阴秽、辟臭这七个名号。每天晚上睡觉时和清早起来时，叩齿三十六遍，心中默念肺神及七魄的名号，可以安养五脏。鼻子就像肺的窗口，在天干中左鼻为庚，右鼻为辛。在五气中为咳，在五液中为鼻涕，在形体上为皮毛。肺气上通脑户，下通脾脏，因此各脏之气都来源于肺，是人体呼吸的根源，也可以说是生命之气传送的宫殿。肺脉开始于少商穴，是七魄之门。长期卧床不起的人则伤肺气，肾邪入肺，鼻涕就会多。肺气从右下降，如果不降就会出现喘咳。

大肠是与肺相合的腑，有传泻、疏导的作用。鼻是肺的官窍，肺气通畅则鼻子就能识别香臭。肺与皮相合，可以荣养皮毛，如果皮肤干枯、毛发脱落，便表示肺气先衰竭。肺在五行属金，因此在寅时受气，在巳时生发，旺于酉时，在亥时衰退，在午时消亡，在丑时埋葬。肺在季节上与秋天相应，在天干中属庚辛，在地支中属申酉。五音中属商音，五色中为白色，五味中辛味，五臭中为腥臭。如果心邪入肺，就会厌恶腥臭之味。义为肺之性，怒为肺之情，肺与五岳中的西岳华山相应，在天与太白之精幽合。因为有太白之精存在于天空，肺气才得到了助养。肺受风邪，鼻孔就发生堵塞，面容干枯，是因为肺津干涸，鼻子发痒的人肺有虫，易恐惧的人七魄离开了肺，身体黝黑的人肺气衰微，经常发怒的人肺气过盛，不耐寒冷的人肺有劳伤，肺劳伤的人贪睡，喜食辛辣的人肺气不足，肠鸣的人肺气壅塞，肺邪自入的人容易哭，肤色莹白才是肺健康的象征。肺有病，可发"呬"音来驱邪，但无故而发此音反而不好。秋天的三个月里金气旺盛，土气衰微，而金主杀，使万物枯损，因此要想保养肺神，要多做好事，恩惠大众，广施仁德，早睡早起，通过斩伐草木来顺应秋天的肃杀之气，常养肺脏的刚健之气，这样才可避免邪气的侵入。如果违背了这些规律，五脏的功能就会发生紊乱，许多疾病就会因此发生。

相肺脏病法

【原文】

肺病热，右颊赤，肺病，色白而毛槁，喘咳气逆，胸背四肢烦痛，或梦美人交合，或见花幡、衣甲、日月、云鹤、贵人相临。肺虚则气短，不能调息；肺燥则喉干；肺风则多汗畏风，咳如气喘，旦善暮甚。病气上逆，急食苦以泄之。又曰宜酸以收之，用辛以补之，苦以泻之。禁食寒，肺恶寒也。肺有病，不闻香臭，鼻生息肉，或生疮疥，皮肤燥痒，气盛咳逆，唾吐脓血，宜服排风散。

排风散

用治皮肤疮癣疥癞，气满咳嗽，涕唾稠酽。

人参三钱，丹参五分，防风三钱，天雄（炮）三钱，秦艽三钱，山茱萸三钱，沙参二钱，虎骨①酥炙五钱，山药五钱，天麻六钱，羌活三钱。

上为末，食前米饮调服三钱。为丸亦可。

【注解】

①虎骨：根据国家法规已禁用，现多以白狗骨代替，可适当加量。

【译文】

肺受热邪，患者右边脸颊就会发红。肺有病，面色就显得苍白而毛发枯槁，咳喘气逆，胸背以及四肢烦痛，或梦见自己与异性交媾，或者梦见彩旗、衣甲、日月、云鹤以及有贵人光临。肺虚则表现出呼吸急促，不能调息；肺燥则喉咙干涩；肺受风寒就会多汗、怕风，咳嗽频繁，早上起来时还好，傍晚开始加重。如果肺气上逆，应当吃些苦味的食物来下泄邪气，或者吃些酸味的食物使其收敛，吃些辛味的食物使病肺得到补养。避免一切冰冷之物，因为肺部不喜欢寒凉。肺有病，鼻子就难以辨别香臭，鼻腔会长出息肉。或者生疮疥，皮肤燥痒，气盛而喘咳气逆，痰中带血，应服排风散。

排风散

用以治疗皮肤上的疮、癣、疥、癞，以及气满咳嗽、涕唾稠浓酽。

人参三钱，丹参五分，防风三钱，天雄（炮）三钱，秦艽三钱，山茱萸三钱，沙参二钱，虎骨（酥炙）五钱，山药五钱，天麻六钱，羌活三钱。

以上十一味研为末。吃饭前以米汤调服三钱（做成丸子也可）。

修养肺脏法

【原文】

当以秋三月朔望旭旦①,向西平坐,鸣天鼓七,饮玉泉三(注云:饮玉泉者,以舌抵上腭,待其津生满口,嗽而咽之,凡三次也),然后瞑目正心,思吸兑宫白气入口,七吞之,闭气七十息。此为调补神气,安息灵魄之要诀也,当勤行之。

【注解】

①旭旦:日出时分。

【译文】

秋季三个月,当在每月的初一、十五两天的日出时分,面向西方平坐,鸣天鼓七次,饮玉泉(注说:即以舌头抵住上腭,等满口生津之后,连漱几下并徐徐吞入)三遍,然后闭上眼睛,想象自己吸入了兑宫的白气入口,再和着津液分七次吞下,闭气约七十次呼吸的时间。这是调补元神精气、安定神魂的要诀,应持之以恒。

秋季摄生消息论

【原文】

秋三月,主肃杀。肺气旺,味属辛。金能克木,木属肝,肝主酸。当秋之时,饮食之味宜减辛增酸以养肝气。肺盛则用呬以泄之。立秋以后,稍宜和平将摄。但凡春秋之际,故疾发动之时,切须安养,量其自性将养。秋间不宜吐并发汗,令人消烁,以致脏腑不安,惟宜针灸,下利,进汤散以助阳气。又若患积劳、五痔、消渴等病，不宜吃干饭炙煿并自死牛肉、生鲙①、鸡、猪、浊酒、陈臭咸醋、黏滑难消之物，及生菜、瓜果、鲊酱之类。若风气冷病、痃癖②之人，亦不宜食。若夏月好吃冷物过多，至秋患赤白痢疾兼疟疾者，宜以童子小便二升，并大腹槟榔五个细剉③，同便煎取八合④，下生姜汁一合，和收起腊雪水一盏，早朝空心，分为二服，泻出三两行⑤。夏月所食冷物，或膀胱有宿水冷脓，悉为此药祛逐，不能为患。此汤名承气，虽老人亦可服之，不损元气，况秋痢又当其时。此药又理脚气诸气，悉可取效。丈夫泻后两三日，以韭白煮粥，加羊肾同煮，空心服之，殊胜补药。又当清晨睡醒，闭目叩齿二十一下，咽津，以两手搓热熨眼数多，于秋三月行此，极能明目。又曰：秋季谓之容平，天气以急，地气以明。早卧早起，与鸡俱兴，使志安宁，以缓秋刑。收敛神气，使秋气平。无外其气，使肺气清。此秋气之应，养收之道也。逆之则伤肺，冬为飧泄⑥，奉藏者少。秋气燥，宜食麻以润其燥。禁寒饮并穿寒湿内衣。

《千金方》曰："三秋服黄芪等丸一二剂，则百病不生。"

《四时纂要》曰："立秋后，宜服张仲景八味地黄丸，治男女虚弱百疾，医所不疗者，久服身轻不老。

熟地黄八两，薯蓣四两，茯苓二两，牡丹皮二两，泽泻二两，附子（童便制炮）一两，肉桂一两，山茱萸四两，汤泡五遍。

上为细末，蜜丸，如桐子大。每日空心酒下二十丸，或盐汤下。稍觉过热，用凉剂一二帖以温之。"

《云笈七签》曰："秋宜冻足冻脑，卧以头向西，有所利益。"

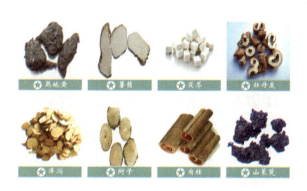

《养生论》曰:"秋初夏末,热气酷甚,不可脱衣裸体,贪取风凉。五脏俞穴皆会于背,或令人扇风,夜露手足,此中风之源也。若觉有疾,便宜服八味地黄丸,大能补理脏腑,御邪。仍忌三白,恐冲药性。"

《本草》曰:"入秋小腹多冷者,用古时砖煮汁热服之。又用热砖熨肚三五度,瘥。"

《书》曰:"秋三月,六气十八候,皆正收敛之令,人当收敛身心,勿为发扬驰逞。"

又曰:"立秋日勿宜沐浴,令人皮肤粗糙,因生白屑。"

又曰:"八月望后少寒,即用微火暖足,勿令下冷。"

《养生书》曰:"秋谷初成,不宜与老人食之,多发宿疾。"

【注解】

①生鲙(kuài):生肉。

②痃癖(xuán pǐ):病名,脐腹偏侧或胁肋部时有筋脉攻撑急痛的病症。

③剉(cuò):指用刀磨细。

④合(gě):容量单位,为市制一升的十分之一,约一百立方厘米。

⑤行:这里用作量词,表示次数。

⑥飧(sūn)泄:大便泄泻清稀,并有不消化的食物残渣(完谷不化)。

【译文】

秋天的三个月,正是肃杀的季节,此时肺气旺盛,味觉属辛辣。金能克木,木和五脏中的肝脏相应,在五味中肝属酸味。在秋天时,饮食上应减少辛味多吃些酸味以补养肝气。肺气旺盛就应该呼"呬"音来宣泄。立秋以后,应用性味平的物品来调摄身体。春秋季节,旧病最易复发,一定要安心静养,应根据自己的情况来调养。秋天不宜服用催吐和发汗之类的药物,这样会使人疲乏,导致脏腑不适,只适宜针灸下痢的方法,吃些汤、散之类的药剂以助阳气。如果患有积劳、五痔、消渴等病，则不宜吃干饭、烤肉以及爆炒的食物，连同自死牛的肉、生肉、鸡肉、猪肉、浊酒、味重的醋和黏滑、难以消化之类的食物，包括生菜、瓜果、酢酱之类。如果是患有风气冷病且腹痛的人，也不宜吃上述食物。如果夏天吃过多冷食，到了秋天后就会患上赤白痢疾和疟疾的人，宜用二升童子尿煎五个大个槟榔（细锉），煎好后取八合，倒入生姜汁一合，与收藏的十二月雪水一盏，在早上空腹时，分两次服下，服用后会拉肚子两三次。这样，夏天所吃的冷食物，或者是膀胱内宿存的积水或凉性的脓液，都会因此全数除尽，不再有什么祸患。这种汤名为"承气"，即使是老人也可以服用，不损元气，况且秋痢也在这个时候发生。这种药对于脚气及其他病气都有疗效。男性在腹泻后的二三天，可用韭白煮粥，加羊肾一块同煮，空腹时服食，效果远胜一般的补药。还应在清晨睡醒时，闭着眼睛叩齿二十一下，咽下津液，然后将两手搓热敷在眼上几次。秋三月采用这种方法，有极好的明目功效。还有一种说法：秋季的三个月，谓之容平，自然界景象因万物成熟而平定收敛。此时，天高风急，地气清肃，人应早睡早起，和鸡的活动时间相仿，以保持神志的安宁，减缓秋季肃杀之气对人体的影响；收敛神气，以适应秋季容平的特征，不使神思外驰，以保持肺气的清肃功能，这就是适应秋令的特点而保养人体收敛之气的方法。若违逆了秋收之气，就会伤及肺脏，使提供给冬藏之气的条件不足，就会出现阳虚腹泻的病症。秋天的天气干燥，应该多吃芝麻来润燥。不要喝凉水，也不要贴身穿寒湿的衣物。

《千金方》说："秋季三月服用黄芪等丸药一二剂，则百病不生。"

《四时纂要》说："立秋之后，宜服八味地黄丸，可治男女虚弱诸病，对于久医不愈的患者也有很好的疗效，久服可使身轻不老。

熟地黄八两，薯蓣四两，茯苓二两，牡丹皮二两，泽泻二两，炮附子一两，肉桂一两，山茱萸（温开水泡五遍）四两。

将以上八味研为细末，入蜜为丸，丸如桐子大。每天空腹时用酒送服二十丸，服后稍微觉得有点热，则可服用一二帖凉性的药剂，使体内阴阳平衡。"

《云笈七签》说："秋天宜冻脚、冻头，睡觉时头向西方，这样对身体颇为有益。"

《养生论》说："夏末秋初时，天气仍然酷热，但不可脱衣裸体以贪图凉快，因为五脏俞穴都汇集于人体的背部，如果再露手露足，或让人持扇扇风，则风邪将乘虚而入。如果觉得不舒服，应服八味地黄丸，可以调理脏腑，抵御风邪。此药忌萝卜、盐、饭三白，因为它们会稀释药性。"

《本草》说："入秋之后小腹常常感到冷的人，可用年代久远的砖头煮汁热服。也可用烧热的砖头熨在肚上，三至五次后，其冷自去。"

《书》说："秋三月，六气十八候正是收敛的时候，因此人也当收敛身心，不可纵意逞强。"

又说："立秋日不宜洗澡，否则会使皮肤粗糙，并生出白皮屑。"

又说："八月十五之后气温下降，应用微火暖脚，不要使身体下部受冻。"

《养生书》说："秋天谷物刚刚成熟，老人不可多吃，否则容易诱发旧病（上了年纪的人多少有些宿疾）。"

七月修养法

【原文】

秋七月①，审天地之气，以急正气，早起早卧，与鸡俱起，缓逸其形，收敛神气，使志安宁。卦否，否者，塞也，天地塞，阴阳不交之时也。故君子勿妄动。生气在午，坐卧宜向正南。

孙真人《养生》曰："肝心少气，肺脏独旺，宜安静性情，增咸减辛，助气补筋，以养脾胃。毋冒极热，勿恣凉冷，毋发大汗，保全元气。"

【注解】

①秋七月：以前文体例，推测此处应为"孟秋之月"。

【译文】

秋天的第一个月,人可以观天地之气来激发自身的正气,应早睡早起,鸡鸣即起,舒展身形,收敛神气,使身志安宁。七月在八卦中为否卦,否就是堵塞的意思,天地堵塞,阴阳不相互交融的时期,因此君子此时不应轻举妄动。午时是人体生气最为旺盛的时期,端坐仰卧当面向正南方。

孙真人在《养生》中说:"到了七月,人的肝、心二脏少气,而肺气却很旺盛,因此在这个时期对身体的调养上,应注意怡情养性。在饮食方面,则要注意多食咸性食物,少食辛辣食物,这样才可以助气补筋,滋养脾胃。这个时候不要让自己太热,也不能贪凉,避免出大汗,从而保全元气。"

八月修养法

【原文】

仲秋之月,大利平肃,安宁志性,收敛神气,增酸养肝。勿令极饱,勿令壅塞。是月宜祈谢求福。卦观,观者,观也,风在地上,万物兴昌之时也。生气在未,坐卧宜向西南方,吉。

孙真人《摄养论》曰:"是月心脏气微,肺金用事,宜减苦增辛,助筋补血,以养心肝脾胃。勿犯邪风,令人生疮,以作疫痢。十八日,乃天人兴福之时,宜斋戒存想吉事。"

【译文】

秋天第二个月,非常利于平肃情绪,让人志性情得以安宁,使神气得以收敛。饮食方面宜增加酸味的食物以补养肝脏。进食时,不可吃得过饱而导致壅塞。八月在八卦中为观卦,这里的"观"也就是平常所说的观。风在地上吹拂,正是万物丰收的时节。人体生气旺盛于未时,端坐仰卧当面向西南方,吉。

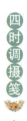

孙真人在《摄养论》中说："这个月心脏气变得微弱，人体中肺脏的金气主事，此时于饮食方面应少吃苦味的食物，增加辛味的食物，这样才可以补筋补血，便于滋养心肝脾胃。这时还应御防风邪，否则会让人长疮，最后发展为痢疾。十八日，是天人兴福之时，应当斋戒，心中存想吉利之事。"

九月修养法

【原文】

季秋之月，草木零落，众物伏蛰，气清，风暴为朗，无犯朗风，节约生冷，以防疠病。二十八日，阳气未伏，阴气既衰，宜进补养之药以生气。卦剥，剥，落也。阴道将旺，阳道衰弱，当固精敛神。生气在申，坐卧宜向西南。

孙真人曰："是月阳气已衰，阴气大盛，暴风时起，切忌贼邪之风以伤孔隙。勿冒风邪，无恣醉饱。宜减苦增甘，补肝益肾，助脾胃，养元和。"

【译文】

秋天的第三个月，草木零落，万物蛰伏，天气凄清，风暴频发，不要被风暴侵犯。少吃生冷的食物，以防毒疮之类的疾病。到二十八日，阳气还没有隐伏，阴气也比较衰微，宜服食补养之类的药物以滋发生气。九月在八卦中为剥卦，剥就是落的意思。此时阴气将逐渐旺盛，阳气会越来越衰弱，因此人应当固精敛神。这时人体内的生气在申时最为旺盛，端坐仰卧当面向西南。

孙真人说："进入九月，人的阳气已衰，而阴气大盛，暴风时时发起，千万不要让暴风中的寒邪之气乘虚而入。不要迎风，不要醉酒，不要饱食。饮食方面宜减苦而增甘，以补益肝肾，助益脾胃，助生元气。"

冬 卷

冬三月调摄总类

【原文】

《礼记》曰："北方为冬，冬之为言中也。中者，藏也。"《管子》曰："阴气毕下，万物乃成。"《律志》曰："北方，阴也，伏也，阳伏于下，于时为冬。"蔡邕曰："冬者，终也，万物于是终也。日穷于次，月穷于纪，星回于天，数将几终。君子当审时节宣，调摄以卫其生。"

立冬，水相；冬至，水旺；立春，水休；春分，水废；立夏，水囚；夏至，水死；立秋，水殁；秋分，水胎，言水孕于金矣。

【译文】

《礼记》说："北方对应的时节为冬季，冬说的就是中，而中就是藏。"《管子》说："阴气都沉下来的时候，万物就成熟了。"《律志》说："北方属阴，是万物潜伏的季节，阳气潜伏于下，这就是冬季。"蔡邕说："冬是终的意思，即自然界的万物到了此时其生命已停止生长。君子应当审时度气，不要过于宣泄精气，以保证生命旺盛的生机。"

立冬时，水气成相；冬至时，水气正旺；立春时，水气停止增长；春分时，水气减弱；立夏时，水气被囚禁；夏至时，水气开始消亡；立秋时，水气彻底消失；秋分时，水气开始生发；因为冬在五行属水，而在五行中，水是被金生成的，因此说到了秋分的时候，水已孕育于金秋之中。

肾脏冬旺论

【原文】

《内景经》曰："肾属北方水，为黑帝。生对脐，附腰脊，重一斤一两，色如缟映紫。主分水气，灌注一身，如树之有根。左曰肾，右名命门，生气之腑，死气之庐。守之则存，用之则竭。为肝母，为肺子，耳为之官。天之生我，流气而变谓之精，精气往来谓之神。神者，肾藏其情智。左属壬，右属癸，在辰为子亥，在气为吹，在液为唾，在形为骨。久立伤骨，为损肾也。应在齿，齿痛者，肾伤也。经于上焦，荣于中焦，卫于下焦。肾邪自入则多唾，膀胱为津液之腑，荣其发也。"《黄庭经》曰："肾部之宫玄阙圆，中有童子名十玄，主诸脏腑九液源，外应两耳百液津。"其声羽，其味咸，其臭腐。心邪入肾则恶腐。

凡丈夫六十，肾气衰，发变齿动，七十形体皆困，九十肾气焦枯，骨痿而不能起床者，肾先死也。肾病则耳聋骨痿，肾合于骨，其荣在髭。肾之外应北岳，上通辰星之精。冬三月，存辰星之黑气，入肾中存之。

人之骨疼者，肾虚也；人之齿多龃者，肾衰也；人之齿堕者，肾风也；人之耳痛者，肾气壅也；人之多欠者，肾邪也；人之腰不伸者，肾乏也；人之色黑者，肾衰也；人之容色紫而有光者，肾无病也；人之骨节鸣者，肾羸也。肺邪入肾则多呻。肾有疾，当吹以泻之，吸以补之。其气智，肾气沉滞，宜重吹则渐通也。肾虚则梦入暗处，见妇人、僧尼、龟鳖、驼马、旗枪、自身兵甲，或山行，或溪舟。故冬之三月，乾坤气闭，万物伏藏，君子戒谨，节嗜欲，止声色，以待阴阳之定。无竞阴阳，以全其生，合乎太清。

【译文】

《内景经》说："肾属北方水，在掌管五方的五帝中，它归黑帝统辖。肾生在肚脐的两边，附在腰脊之上，重一斤一两，颜色如白包着紫映衬出的颜色。肾的主要功能是使水气灌注人体全身，像树木的根须那样。左边的叫

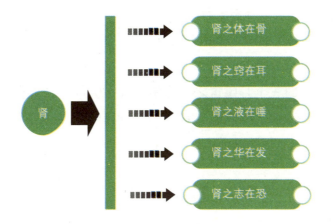

作肾,右边的则称为命门,它既是生气聚集的地方,又是死气的归宿,守护则肾气长存,滥用则肾气枯竭。肾为肝之母,为肺之子,开窍于耳。人的生命是宇宙之间的阴阳之气繁衍而成,流气而变称为精,精气往来称为神。这里的神即是肾脏的情志。在干支中,左肾为壬,命门为癸,与它相合的时辰是子亥二时,在气为吹,在液为唾,在形体为骨,因此说久站伤骨,肾也就跟着受到了伤害。肾与牙齿相应,牙痛也是肾受损的表现。肾气流经于上焦,来源于中焦,守护于下焦。肾受邪气就会表现出唾液增多,而膀胱是津液汇聚之处,可滋润头发。"《黄庭经》说:"肾的形状为玄阙圆,中有上玄童子,名玄冥,主诸脏腑九液源,外应两耳百液津。"肾在五音中为羽,五味中为咸,五臭为腐。如果心邪进入了肾脏,就会厌恶腐臭。

男子在到了六十岁之后,肾气衰微,头发变白,牙齿松动;到了七十岁之后则神形都将困乏,九十岁之后,肾气焦枯,骨骼萎缩以致卧床难起,这是因为肾先失去了功能。肾有病,则听力下降,骨痿。肾与骨相合,其荣在胡须头发。在外与五岳中的北岳相应,在天与辰星之精幽合,冬天的三个月,人可以常常想象自己吸入了辰星的黑气,并贮存于肾脏。

人的骨骼疼痛,是肾虚;人的牙齿上下对合不齐,是肾衰;人的牙齿自然脱落,是肾风;耳朵作痛的人,是肾气壅塞;人经常哈欠连连,是肾受邪;人的腰脊不能舒展,是肾气困乏;人的面容黯黑则是肾气衰微;只有面色紫而有光才能说明肾脏健康无病。人的骨关节时常发出响声是因为肾虚弱。如果肺邪入肾,人就会呻吟不止。肾有病,应用"吹"的方法以泄出病

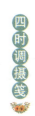

气，用"吸"的方法以补益。肾气主智，如果肾气积滞，则可重"吹"使其渐渐通畅。肾虚的人会经常梦见自己走入阴暗的地方，或梦见妇人、僧尼、龟鳖、驼马、旗枪、自穿兵甲，或梦见自己在山林中行走，或在溪水中泛舟。因此，冬天的三个月宇宙之气隐闭，万物伏藏，君子在这时候应当小心谨慎，节制嗜欲，避免声色，以等待天地间的阴阳之气平和。不可恃能逞强，应与世无争，以保持旺盛的生机，这样才符合自然规律。

相肾脏病法

【原文】

肾热者，颐①赤，肾有病，色黑而齿槁，腹大体重，喘咳汗出，恶风。肾虚则腰中痛。肾风之状，颈多汗，恶风，食欲下，隔塞不通，腹满胀，食寒则泄，在形黑瘦。肾燥，急食辛以润之。肾病坚，急食咸以补之，用苦以泻之。无犯热食，无着暖衣。肾病，脐下有动气，按之牢若痛，苦食不消化，体重骨疼，腰膝膀胱冷痛，脚疼或痹，小便余沥，疝瘕②所缠，宜服肾气丸。

肾气丸

干地黄一两，薯蓣一两，牡丹皮六钱，泽泻七钱，山茱萸七钱，茯苓六钱，桂心五钱，附子小便炮制四两，上捣为末，蜜丸，桐子大。空心酒下三四十丸，日再服。

【注解】

①颐：面颊。

②疝瘕（shàn jiǎ）：病名。由于寒凝气积腹中包块，气积而痛和或伴有小便出白的病证。

肾的功能

肾藏精纳气，主管人体内的津液，以其阴制约心火，并通过气化作用将体内多余的水分排出体表，肾阴肾阳在体内相互制约，相互依存，共同维持着人体的生理平衡。如果这一平衡状态被打破，人体就会发生疾病，如当人的肾精大虚时，就会出现气喘、不能平卧的现象。

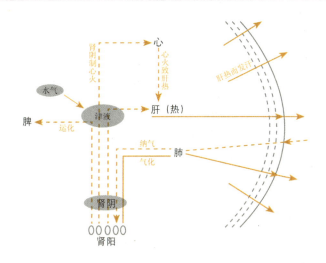

【译文】

肾脏有热邪的人面颊发红。肾有病的人，则面色黝黑，牙齿干枯，腹部胀肿，身体沉重，呼吸急促，咳嗽，无故出汗，怕风。肾虚则腰间疼痛。肾受风邪，则颈部多汗，怕风，食欲下降，隔塞不通，腹部满胀，吃了冰冷的食物则泄，身体黑瘦。如果肾脏干燥，应马上吃些辛味的食物以滋润。肾脏之病如果久治不愈，则马上吃些咸味的食物以补养，吃些苦味的食物以泻出。不吃太热的东西，不穿太暖和的衣服。肾有病，肚脐的下方就好像有一股气在蹿动，重按就疼痛，吃的东西不消化，身体沉重，腰膝、膀胱冷痛，脚痛或者麻木，小便淋漓不尽，阴囊肿大，肚里有硬块。如出现这些现象，宜服肾气丸。

肾气丸

干地黄一两，薯蓣一两，牡丹皮六钱，泽泻七钱，山茱萸七钱，茯苓六钱，桂心五钱，炮附子四两。

以上八味，捣为末，入蜜为丸，丸如桐子大，空腹时以酒送服三四十丸，白天再服一次。

修养肾脏法

【原文】

当以冬三月，面北向，平坐，鸣金梁①七，饮玉泉三，更北吸玄宫之黑气入口，五吞之，以补吹之损。

【注解】

①金梁：即上下门牙，系道家气功中的专属名词。

【译文】

在冬季的三个月里，面向北方而坐，叩上下门牙七次，吞咽津液三遍，又想象自己吸入了北方玄宫的黑气，和着津液分五次徐徐吞下，用来弥补吹气造成的损伤。

冬季摄生消息论

【原文】

冬三月，天地闭藏，水冰地坼，无扰乎阳，早卧晚起，以待日光。去寒就温，勿泄及肤，逆之肾伤，春为痿厥，奉生者少。斯时伏阳在内，有疾宜吐，心膈多热，所忌发汗，恐泄阳气故也。宜服酒浸补药，或山药酒一二杯，以迎阳气。寝卧之时，稍宜虚歇。宜寒极方加绵衣，以渐加厚，不得一顿便多，惟无寒即已，不得频用大火烘炙，尤为损人。手足应心，不可以火炙手，引火入心，使人烦躁。不可就火烘炙食物。冷药不治热极，热药不治冷极，水就湿，火就燥耳。饮食之味，宜减咸增苦，以养心气。冬月肾水味咸，恐水克火，心受病耳，故宜养心。宜居处密室，温暖衣衾，调其饮食，适其寒温。不可冒触寒风，老人尤甚，恐寒邪感冒，多为嗽逆①、麻痹、昏眩等疾。冬月阳气在内，阴气在外，老人多有上热下冷之患，不宜沐浴。阳气内蕴之时，若加汤火所逼，必出大汗。高年骨肉脆薄，易于感动，多生外疾，不可早出，以犯霜威。早起服醇酒一杯以御寒，晚服消痰凉膈之药，以平和心气，不令热气上涌。切忌房事，不可多食炙爆、肉面、馄饨之类。

《云笈七签》云："冬月夜卧，叩齿三十六通，呼肾神名以安肾脏，晨起亦然。"

《书》云："冬时，忽大热作，不可忍受，致生时患，故曰：冬伤于汗，春必温病。神名玄真。"

又云："大雪中跣足做事，不可便以热汤浸洗。触寒而回，寒若未解，不可便吃热汤热食，须少顷方可。"

《金匮要略》曰："冬夜伸足卧，则一身俱暖。"

《云笈七签》曰："冬夜卧，被盖太暖，睡觉即张目吐气，以出其积毒，则永无疾。"

又曰："冬卧头向北，有所利益。宜温足冻脑。"

"冬夜漏长，不可多食硬物并湿软果饼。食讫，须行百步摩腹法，摇动令消，方睡。不尔，后成脚气。"

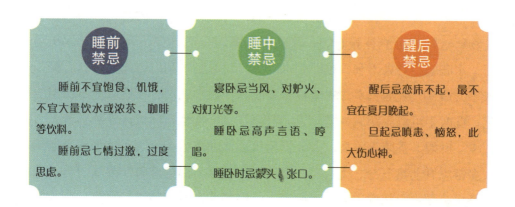

《千金方》曰："冬三月宜服药酒一二杯，立春则止。终身常尔，百病不生。"

【注解】

①嗽逆：即咳嗽。

【译文】

冬天的三个月，谓之闭藏，是生机潜伏、万物蛰藏的时令。当此时节，水寒成冰，大地龟裂，人应该早睡晚起，待到日光照耀时起床才好。应尽可能离开寒冷的地方而进入温暖之处，不可泄及皮肤，否则会使肾脏受到损害，使体内的春生之气不足，从而引发痿厥的病症。这时阳气仍隐伏于体内，如果身体有病则宜用吐气的方法来治疗。但心膈多热的症状，不可服用发汗之类的药物，恐怕宣泄阳气。适宜服用酒浸渍的补药，或一二杯山药酒，以等待阳气的生发。睡觉的时候，适宜稍微半卧一会儿再睡。入冬之后，应在天气极冷的时候才加穿棉衣，再根据气温的下降，慢慢加厚，不能一次性将御寒衣服全部穿上，等气温回升时渐次减少。不可频繁地烧大火来取暖，这样尤其损及身体。人的手足与心相应，因此不能用火烤，否则手足引火气侵入心脏，使人产生烦躁不安的感觉。也不可吃直接在火上烘烤的食物。一般来说，寒性的药物不能治好极热的病，热性的药物也难以治好极冷的病，水性就湿，火性就燥。饮食方面，应当减少咸味的食物，增加苦味的食物，这样才可能补养心气。肾在五味喜咸，而肾在冬天极旺，肾旺则水旺，水旺就会对火不利，也即是水克火，对心脏不利，因此宜补养心脏。进入冬天后，人宜居密室，衣服被子要暖和，饮食适度，以适应外界寒温的变化。此时不可冒犯寒风，老年人尤其要注意，唯恐寒邪入体导致感冒，引起咳嗽、麻痹、昏眩等疾病。冬天里阳气潜伏在体内，阴气在外张扬，老年人大多都患有上热下冷之类的病，因此不宜洗澡，因为这时候阳气内蕴，如果以汤水疏导，必然发出大汗，而老人骨肉脆薄，最容易带动宿疾。进入冬天之后，不要太早外出，以免寒气浸入肌体。早上起来时服一杯醇酒可以御寒，晚上可以服些消痰凉膈之类的药物以平和心气，不能让体内的热气上涌。入冬之后，切忌房事，尽可能少吃烧烤爆炒、肉食面食、馄饨之类的食物。

《云笈七签》说："冬天睡觉时，叩齿三十六次，同时默念着肾神名号以安肾脏，早晨起来时也重复一次。"

《书》说："冬天里，突然间感到极热无比并难以忍受，就会出现流行性疾病。因此说冬天伤于汗出，春天往往引发温病。肾神名为玄真。"

又说："在大雪之中赤脚干活，不可立即以热水浸洗。刚从寒气中走回，如寒气仍未全部祛去，便不能立即吃热汤（包括开水）热食，等到寒气消散再吃。"

《金匮要略》说："冬天，晚上睡觉时将两脚伸直，则一身都会暖和。"

《云笈七签》说："冬天晚上睡觉时被褥太暖，醒后可张开双眼和吐气以排出体内积存的毒气，避免生病。"

又说："冬天睡觉时，头朝北方对身体会有些益处，宜使脚暖和，头部则稍受些冻。"

"冬天的夜晚比较长，不要贪食坚硬的食物以及湿软的果饼。饭后，可采用百步摩腹法，以助消化。如马上上床睡觉，则宜患脚气病。"

《千金方》说："冬三月宜每天服一二杯药酒，到立春时止。长期坚持，则什么病也不会发生了。"

十月修养法

【原文】

孟冬之月，天地闭藏，水冻地坼。早卧晚起，必候天晓，使至温畅，无泄大汗，勿犯冰冻雪积，温养神气，无令邪气外入。卦坤，坤者，顺也，以服健为正，故君子当安于正以顺时也。生气在酉，端坐仰卧宜向西方。

孙真人《修养法》曰:"十月心肺气弱,肾气强盛,宜减辛苦以养肾气。毋伤筋骨,勿泄皮肤,勿妄针灸,以其血涩,津液不行。十五日宜静养获吉。"

《内丹秘要》曰:"玄阴之月,万物至此归根复命,喻我身中阴符穷极,寂然不动,反本复静。此时塞兑垂帘,以神光下照于坎宫,当夜气未央,凝神聚气,端坐片时,少焉神气归根,自然无中生有,积成一点金精。盖一人之一身,元气亦有升降,子时生于肾中,此即天地一阳初动,感而遂通,乃复卦也。"

【译文】

冬天的头一个月里,天地之气闭藏,天寒地冻。这时候人应早睡晚起,一定要等到天亮时才起床,这样才能使人温暖舒适。但又不可使自己大汗淋漓,也不要冒冰冻积雪,应温养神气,使寒邪之气难从外部侵入。在八卦中,十月属坤卦,坤是柔顺的意思,要以从事使身体强健的事情为正,因此君子应顺应时令。这个月,人体之内的生气在酉时最为旺盛,端坐仰卧当面向西方。

孙真人在《修养法》中说:"十月,已经开始入冬,此时人的心、肺都逐渐气弱,而肾气则逐渐开始强盛,在饮食调养方面应注意少食辛辣食物和苦味食物,以安养肾脏。不要损伤筋骨,不要使皮肤暴露,避免随意施行针灸,避免血瘀,津液不畅。十月十五日适合静养。"

《内丹秘要》说:"大阴之月,自然界的万物到了这时都已归根复命,即暗示人体之内,阴符穷极,寂然不动,反本复静。此时应闭目垂帘,想象着阳气下映于丹田,待黎明之时,凝神聚气,端坐片刻,然后想象着神气已经回到了坎宫,这样一来阳气自然会从阴极之时无中生有而积成一点金精。因此说一阳萌生并不是开始于复卦(十一月),而是开始于坤卦(十月)。阴气到了极限之后便生出了阳气,这实在是道家炼制丹药的根本。"

十一月修养法

【原文】

仲冬之月，寒气方盛，勿伤冰冻，勿以炎火炙腹背，毋发蛰藏，顺天之道。卦复，复者，反也，阴动于下，以顺上行之义也。君子当静养以顺阳生。是月生气在戌，端坐仰卧宜向西北。

孙真人《修养法》："是月肾脏正旺，心肺衰微，宜增苦味，绝咸，补理肺胃，闭关静摄，以迎初阳，使其长养，以全吾生。"

是月也，一阳来复，阳气始生，喻身中阳气初动，火力方微，要不纵不拘，温温柔柔，播施于鼎中。当拨动顶门，微微挈之，须臾火力炽盛，逼出真铅。气在箕斗东南之乡，火候造端之地。

【译文】

冬季的第二个月，寒气正盛，这时候人应防止冰冻伤害，不要用大火烘烤自己的腹部和背部，不可发泄自己积藏的元气，以顺应天地间的阴阳之道。在八卦中，十一月为复卦，复是反的意思，意指自然界的阳气正慢慢上升，这也是宇宙永恒不变的规律，君子应当静心安养，以顺应阳气的生发。这个月人体之内的生气在戌时最为旺盛，端坐仰卧当面向西北方。

孙真人《修养法》说："进入十一月份后，人的肾气正旺，而心气、肺气开始衰微，因此此时调养，应注意补心养肺，多食对心、肺有补益功效的食物，如苦味食物，但要注意少食咸味食物，来补养肺胃。关门静养来迎接朝阳，顺应阳气生发滋长来保全我们的生机。"

这个月，一阳来复，阳气开始生发，说明人体中阳气火力尚微，要避免放纵、拘束，温柔平和地让阳气在体内播散。应当拨动顶门，微微提拉，等到火力炽盛，逼出真铅。气在箕斗东南之乡，火候造端之处。

十二月修养法

【原文】

季冬之月，天地闭塞，阳潜阴施，万物伏藏，去冻就温，勿泄皮肤大汗，以助胃气。勿甚温暖，勿犯大雪。宜小宣，勿大全补。众阳俱息，勿犯风邪，勿伤筋骨。卦临，临者，大也，以刚居中，为大亨而利于贞也。生气在亥，端坐仰卧宜向西北。

孙真人曰："是月土旺，水气不行，宜减甘增苦，补心助肺，调理肾脏，勿冒霜雪，勿泄津液及汗。"

【译文】

冬季的最后一个月，气候寒冷，阳气潜伏于内，阴气施行于外，万物蛰藏。这时候，人应远离寒冷的地方而趋就温暖的处所，不可宣泄皮肤使其大汗淋漓，以助胃气。但也不可过于温暖，同时也不能顶寒风，冒大雪。这时候宜小宣祛寒，勿大补、过补，以免生内热。因为这时所存的阳气都以静息，因此人不可冒风邪之气，不可让自己的筋骨受到损伤。在八卦中，十二月为临卦，临是大的意思，以刚居中，大自然的环境也就越来越有利于人的身心了。在这个月里，人体内的阳气在亥时最为旺盛，端坐仰卧时当面向西北方。

孙真人认为："十二月，人的土气较胜，而水气衰弱，故应增补水气，少甘多苦，以补心助肺，调理肾脏。这时候不可感霜冒雪，不可宣泄津液和汗水。"

起居安乐笺

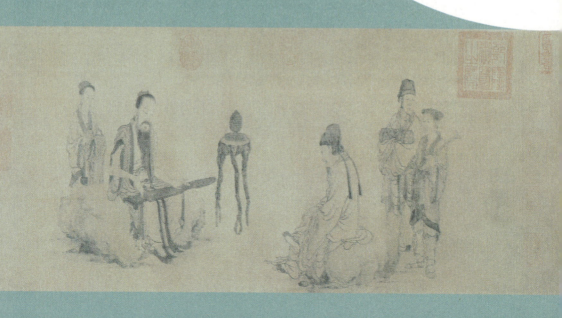

恬逸自足条

序古名论

【原文】

罗鹤林曰:"唐子西诗云:'山静似太古,日长如小年。'余家深山之中,每春夏之交,苍藓盈阶,落花满径,门无剥啄,松影参差,禽声上下。午睡初足,旋汲山泉,拾松枝,煮苦茗啜之。随意读《周易》《国风》《左氏传》《离骚》《太史公书》,及陶杜诗,韩苏文数篇。从容步山径,抚松竹,与麛①犊共偃息于长林丰草间,坐弄流泉,漱齿濯足②。既归竹窗下,则山妻③稚子作笋蕨,供麦饭,欣然一饱。弄笔窗间,随大小作数十字,展所藏法帖、笔迹、画卷纵观之,兴到则吟小诗,或草《玉露》一两段,再烹苦茗一杯。出步溪边,邂逅园翁溪友,问桑麻,说粳稻,量晴校雨,探节数时,相与剧谈一晌。归而倚杖柴门之下,则夕阳在山,紫绿万状,变幻顷刻,恍可入目。牛背笛声,两两来归,而月印前溪矣。味子西此句,可谓妙绝。然此句妙矣,识其妙者盖少。彼牵黄臂苍,驰猎于声利之场者,但见'滚滚马头尘,匆匆驹隙影'耳,乌知此句之妙哉?人能真知此妙,则东坡所谓'无事此静坐,一日是两日,若活七十年,便是百四十',所得不已多乎?"

【注解】

①麛(mí):小鹿。
②濯(zhuó)足:本谓洗去脚污。后以"濯足"比喻清除世尘,保持高洁。
③山妻:指隐士的妻子。

【译文】

罗鹤林说:"唐子西有这样一句诗:'山静似太古,日长如小年。'我家住在深山之中,每逢春夏之交,野草苔藓爬上了台阶,落花铺满了小路,家里没有人到访,树林间的松影参差不齐,鸟禽声忽上忽下。我午睡初足之后,马上汲来山泉水,捡来几根松枝柴,用来煮苦茶慢慢品尝。兴趣来时便翻阅《周易》《国风》《左传》《离骚》,也读太史公的书、杜甫陶渊明的诗以及韩愈、苏东坡的文章。我可以在山间小径从容漫步,抚摸着松树与翠竹,与小鹿小牛一起躺在茂密的树林与草丛间。或者坐下来漱口洗脚,戏弄流

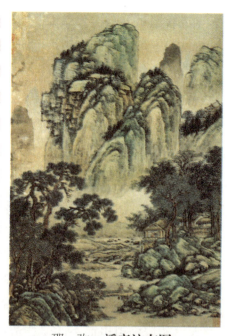

邵 弥　**溪亭访友图**

泉。回到家里后,与纯朴的妻儿一道张罗麦子饭、笋蕨野菜,身心愉悦而满足。饭后坐在窗边,开始舞笔弄墨,随手写上几十个大字小字,又展开所收藏的字帖、名家笔墨画卷纵情观赏,兴致来了则吟几首小诗,或草书《玉露》中的一两段,再煮苦茶一杯。我出门散步于溪边,偶尔遇上田园中的农友,和他们聊聊桑麻,说说粳稻,谈一谈天气与时令变化,聚在一起很热火地谈一阵子。回来后,手拄着拐杖倚靠在柴门边,看夕阳落山,紫绿万状,变幻莫测,让人眼花缭乱。这时牛背上吹笛的牧童和他的牛已双双而归,而门前的溪水也在不知不觉间印上了月亮的倩影。仔细想想唐子西的这句诗,可以说是精妙绝伦。然而这句诗的精妙之处,能够品味的人太少了。那些牵着名马,奔波、追求于声名功利之场的人,眼里只有'滚滚马头尘,匆匆驹隙影',又怎么能知道这些诗的绝妙意境呢?人们如果能真正明白其中的妙处,那么从苏东坡所说的'无事此静坐,一日是两日,若活七十年,便是百四十'诗中所得到的东西不是更加多了吗?"

【原文】

《赤壁赋》曰："惟江上之清风，与山间之明月，耳得之而为声，目遇之而成色，取之无禁，用之不竭，是造物之无尽藏也。"东坡之意，盖自太白诗句中来。夫风月不用钱买，而取之无禁，太白、东坡之言信矣。然而能知清风明月为可乐者，世无几人。清风明月，一岁之间，亦无几日。就使人知此乐，或为俗事相夺，或为病苦障碍，欲享之有不能者。有闲居无事，遇此清风明月不用钱买，又无人禁，而不知此乐者，是自生障碍也。

【译文】

《赤壁赋》中说："只有江上的春风以及山间的明月，耳朵听到便有了声音，视线所及便有了颜色，取用这些东西不受禁止，使用起来也不会枯竭，这就是造物者恩赐的无尽宝藏啊！"苏东坡这里所说的意思，大概是从李太白的诗中引申而来的。这清风明月都不用钱买，而取用时又不会被禁止，李太白、苏东坡言之有理啊。然而，知道清风明月可以娱乐身心的，世间也没有几人。何况清风明月在一年之间也没有几天。即使有人知道这种乐趣，但有的被俗事缠身，有的可能受疾病痛苦阻碍，虽然很想享受这份乐趣却因此不能如愿。有的人闲来无事，遇到这清风明月不用钱买，又没有人禁止，但却不知道享受这一份乐趣，这些人就属于自己给自己制造障碍。

高子自足论

【原文】

高子曰：居庙堂者，当足于功名；处山林者，当足于道德。若赤松之游，五湖之泛，是以功名自足；彭泽琴书，孤山梅鹤，是以道德自足者也。知足者，虽富贵不艳于当时，芳声必振于千古；否则不辱于生前，必灾祸于没世。故足之于人，足则无日而不自足，不足则无时而能足也。又若迫于饥寒，困于利达者，谓人可以胜天，乃营营于饱暖声华。孰知此命也，非人也，命不足于人，人何能足我也？故子房之高蹈遐举，功盖千古；少伯之灭迹潜踪，名铸两间。渊明嗜酒，人未病其沉酗；和靖栽梅，世共称其闲雅。是皆取足于一身，无意于持满，能以功名道德为止足，故芳躅共宇宙周旋，高风同天地终始耳。

【译文】

高子说：在朝廷为官的人，应该满足于功名；身处山林中的人，应该满足于道德。像赤松之游，五湖之泛，就是以功名自足；而彭泽琴书，孤山梅鹤，就是以道德自足的。懂得知足的人，即使富贵在当时算不上显赫，但良好的名声一定会流传千古，否则即使生前没有受辱，但死后也会受到灾祸。因此，对于人来说，懂得知足的人，时时刻刻都会觉得满足，而懂得不知足的人，时时刻刻都会觉得无法满足。像那些迫于饥寒，困于利禄的人，以为人可以胜天，于是为了温饱，为了声名而不遗余力，谁知这一切都是命运的安排，不是人力可以改变的。如果命运不让人满足，人怎么能满足自己呢？因此，子房的高蹈遐举能功盖千古，少伯的灭迹潜踪可名震天地之间。渊明喜欢喝酒，但没有人诟病他的醉酒；和靖栽梅成癖，世人都称颂他的娴雅，这正是他们能自觉满足，不贪欲，不奢望，知足于功名道德的结果，也因此他们美名得以与日月同辉，他们的高风亮节得以于天地之间长存。

【原文】

人能受一命荣，窃升斗禄，便当谓足于功名；敝裘短褐，粝食菜羹，便当谓足于衣食；竹篱茅舍，荜窦蓬窗，便当谓足于安居；藤杖芒鞋，蹇驴短棹，便当谓足于骑乘；有山可樵，有水可渔，便当谓足于庄田①；残卷盈床，图书四壁，便当谓足于珍宝；门无剥啄，心有余闲，便当谓足于荣华；布衾六尺，高枕三竿，便当谓足于安享；看花酌酒，对月高歌，便当谓足于欢娱；诗书充腹，词赋盈编，便当谓足于丰赡。是谓之知足常足，无意于求足未足者也。

【注解】

①庄田：指土地。

【译文】

人如果能享有一生的荣华，能获取升斗的俸禄，那就可以算得上功名得到了满足；能够穿上皮衣和粗布短衫，吃得上粗茶淡饭，那就可以算得上丰衣足食了；如果有一堵竹篱几间茅舍，有用荆条和蓬草制成的门窗，那就可以算得上安居得到了满足；如果拥有藤杖和草鞋，行路有驴，涉水有船，那就可以算得上出行得到了满足；如果有山可以打柴，有水可以养鱼，那就可以算得上土地得到了满足；如果有堆满了床的画卷，有摆满了四周墙壁的图书，那就可以算得上珍宝得到了满足；如果门庭不很冷落，自己又心有余闲，那就可以算得上荣华得到了满足；如果能盖上一床六尺长的粗布被子，能高枕无忧地睡到日上三竿之时，那就可以算得上安享的需求得到了满足；如果可悠闲地赏花酌酒，能够对月高歌，那就可以算得上欢娱的需求得到了满足；如果能腹有诗书，辞赋盈编，那就可以算得上学识得到了满足。这说的是知足的人常常自足，但对于那些追求满足却没得到满足的人就不能这么说了。

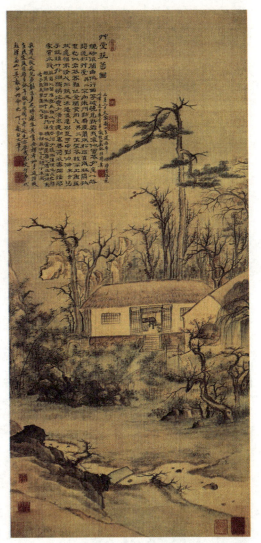

高凤翰　草堂艺菊图

居室安处条

序古名论

【原文】

《天隐子》曰:"吾谓安处者,非华堂邃宇,重裀①广榻之谓也。在乎南面而坐,东首而寝,阴阳适中,明暗相半。屋无高,高则阳盛而明多,屋无卑,卑则阴盛而暗多。故明多则伤魄,暗多则伤魂。人之魂阳而魄阴,苟伤明暗,则疾病生焉。此所谓居处之室,尚使之然,况天地之气,有亢阳之攻肌,淫阴之侵体,岂可不防慎哉?修养之渐,倘不法此,非安处之道。术曰:吾所居室,四边皆窗户,遇风即阖,风息即开。吾所居座,前帘后屏,太明即下帘以和其内映,太暗则卷帘以通其外耀。内以安心,外以安目。心目皆安,则身安矣。明暗尚然,况太多事虑,太多情欲,岂能安其内外哉?"

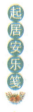

【注解】

①裀(yīn):古同"茵",被褥,垫子。

【译文】

《天隐子》中记载说:"我所说的安处,并不是指华美的房屋与深邃的宅院,也不是厚重的被褥及宽敞的床铺。主要在于能面朝南面端坐,能头向东安睡,阴阳适中,光线明暗相半。房屋不须太高,太高则屋内阳气旺盛、光亮过多;但也不可太低,太低则阴气盛行且稍嫌昏暗。对于人来说,房子太明则伤魄,太暗则伤魂。而人的魂属阳,魄属阴,如果不加注意,魂魄就很容易被明暗所伤,就容易生病。这些都是我们所说的起居的卧室,尚且能够让身体产生这样的变化,何况是土地的气息呢?阴阳之气透过肌肤,侵入身体，怎么能不防范、不谨慎呢？修养是循序渐进的事情，如果不按照这种方法做，就违背安处的法则了。术说：我的居住的卧室，四边都有窗户，有风时就关上，无风时就敞开。我端坐的地方，前有卷帘后有屏风，室内太亮便放下帘子来调和室内的光线，室内太暗就卷起帘子让外面的光线进来。内部的健康需要安定心神，外部的健康需要安定眼目，心神和眼目都安定，那么身体也就健康了。光线的明暗尚且对人有这么大的影响，何况去考虑太多的事情、去奢望太多的情欲时，又怎能做到让自身内外得以安定呢？"

【原文】

《山家清事》云："择故山滨水地，环篱植荆，间栽以竹，余丈，植芙蓉三百六十，入芙蓉二丈，环以松梅，入此余三丈。重篱外，芋栗羊枣桃李，内植梅。结屋前茅后瓦，入阁名尊经，藏古今书。左塾训子，右道院迎宾。进舍三：寝一，读书一，治药一。后舍二：其一储酒、谷，列山具农具；一安仆役庖湢①。婢一，童一，园丁二。前鹤屋养鹤，后犬一二足，驴四蹄谛，牛四角。客至具蔬食酒核，暇则读书课农圃，毋苦吟以安天年。"

【注解】

①湢（bì）：浴室。

【译文】

《山家清事》中记载说："居处可选择在靠近山水的地方。房舍周围插上篱笆并植上荆条，中间要栽上竹子，一丈之外，可种芙蓉三百六十株，距离芙蓉二丈的地方，要栽些松、梅，走进去差不多有三丈远，可栽种芋头、栗子、枣树、桃树、李树等。房屋应先用茅草，再用泥瓦封住，收藏在阁楼里的都是经典名著和古今的好书。左边的私塾用来教育子女，右边的道院用来迎接宾客。前屋有三间房：一间寝室，一间书房，一间药房；后屋有两间房：一间储酒、谷以及山具农具，一间供仆人厨师洗澡。屋内有婢女一人，书童一名，园丁二人。房前有鹤屋养鹤，后院可养狗一二条，驴一头，牛二头。来客时用蔬食果酒招待，空闲时则读读书做做农活，不要从早到晚没事苦苦呻吟，应使身心怡逸安享天年。"

高子草花三品说

【原文】

高子曰：上乘高品，若幽兰、建兰、蕙兰、朱兰、白山丹、黄山丹、剪秋罗、二色鸡冠（一花中分紫白二色，同出一蒂）、黄连、千瓣茉莉、红芍、千瓣白芍、玫瑰、秋海棠、白色月季花、大红佛桑、台莲（花开落尽，莲房中每颗仍发花瓣）、夹竹桃花、单瓣水仙花、黄萱花、黄蔷薇、菊之紫牡丹、白牡丹、紫芍药、银芍药、金芍药、蜜芍药、金宝相、鱼子兰、菖蒲花、夜合花。以上数种，色态幽闲，丰标雅淡，可堪盆架高斋，日共琴书清赏者也。

【译文】

高子说：上乘高品的花，像幽兰、建兰、蕙兰、朱兰、白山丹、黄山丹、剪秋罗、二色鸡冠（一朵花中分紫白二色，同出一蒂）、黄连、千瓣茉莉、红芍、千瓣白芍、玫瑰、秋海棠、白色月季花、大红佛桑、台莲（花谢时，莲房中每颗花蕊仍能发出花瓣）、夹竹桃花、单瓣水仙花、黄萱花、黄蔷薇、菊之紫牡丹、白牡丹、紫芍药、银芍药、金芍药、蜜芍药、金宝相、鱼子兰、菖蒲花、夜合花等。以上各种

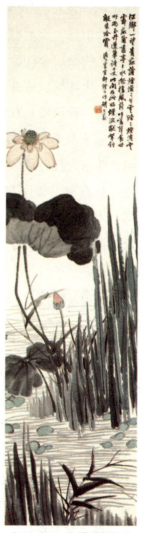

胡公寿　香满蒲塘图

不仅色态幽娴，整体感觉标志而淡雅，而且可以插于盆架，供于高斋，常与琴书为伴，供人清赏。

【原文】

中乘妙品，若百合花、五色戎葵（此宜多种。余家一亩中收取花朵一二百枝。此类形色不同，共有五十多种，能作变态，无定本也），白鸡冠、矮鸡冠、洒金凤仙花、四面莲、迎春花、金雀、素馨、山矾、红山丹、白花荪、紫花荪、吉祥草花、福建小栀子花、黄蝴蝶、鹿葱、剪春罗、夏罗、番山丹、水木樨、闹阳花、石竹、五色罂粟、黄白杜鹃、黄玫瑰、黄白紫三色佛桑、金沙罗、金宝相、丽春木香、紫心白木香、黄木香、荼蘼、间间红、十姊妹、铃儿花、凌霄、虞美人、蝴蝶满园春、含笑花、紫花儿、紫白玉簪、锦被堆、双鸳菊、老少年、雁来红、十祥锦、秋葵、醉芙蓉、大红芙蓉、玉芙蓉。各种菊花、甘菊花、金边丁香、紫白丁香、萱花、千瓣水仙、紫白大红各种凤仙、金钵盂、锦带花、锦茄花、拒霜花、金茎花、红豆花、火石榴、指甲花、石崖花、牵牛花、淡竹花、蒉荚花、木清花、真珠花、木瓜花、滴露花、紫罗兰、红麦、番椒、绿豆花。以上数种，香色间繁，丰采各半。要皆栏槛春风，共逞四时妆点者也。

【译文】

中乘妙品的花，如百合花、五色戎葵（这种适宜多栽。别的种类一亩之中仅收取花朵一二百枝，而五色葵外形颜色不同，共有五十多种，且形态各异，没有固定的标准），白鸡冠、矮鸡冠、洒金凤仙花、四面莲、迎春花、金雀、素馨、山矾、红山丹、白花荪、紫花荪、吉祥草花、福建小栀子花、黄蝴蝶、鹿葱、剪春罗、夏罗、番山丹、水木樨、闹羊花、石竹、五色罂粟、黄白杜鹃、黄玫瑰、黄白紫三色佛桑、金沙罗、金宝相、丽春木香、紫心白木香、黄木香、荼蘼、间间红、十姊妹、铃儿花、凌霄、虞美人、蝴蝶满园春、含笑花、紫花儿、紫白玉簪、锦被堆、双鸳菊、老少年、雁来红、十样锦、秋葵、醉芙蓉、大红芙蓉、玉芙蓉。各种菊花、甘菊花、金边丁香、紫白丁香、萱花、千瓣水仙、紫白大红各种凤仙、金钵盂、锦带花、锦茄花、拒霜花、金茎花、红豆花、火石榴、指甲花、石崖花、牵牛花、淡竹花、蓂荚花、木清花、真珠花、木瓜花、滴露花、紫罗兰、红麦、番椒、绿豆花。以上各种，香气色泽繁杂，丰采各半。但都能栏槛春风，共逞四季装点的种类。

【原文】

下乘具品，如金丝桃、鼓子花、秋牡丹、缠枝牡丹、四季小白花，又名接骨草，史君子花、金豆花、金钱花、红白郁李花、缫丝花、莴苣花、扫帚鸡冠花、菊之满天星、枸杞花、虎茨花、茨菇花、金灯、银灯、羊踯躅、金莲、千瓣银莲、金灯笼、各种药花、黄花儿、散水花、槿树花、白豆花、万年青花、孩儿菊花、缠枝莲、白苹花、红蓼花、石蝉花。以上数种，铅华粗具，姿度未闲，置之篱落池头，可填花林疏缺者也。

以上种种，是皆造物化机，撩人春色，分布寰宇。吾当尽植林园，以快一时心目，无愧欧公诗教可也。

【译文】

下乘具品的花，如金丝桃、鼓子花、秋牡丹、缠枝牡丹、四季小白花（又名接骨草）、史君子花、金豆花、金钱花、红白郁李花、缫丝花、莴苣花、扫帚鸡冠花、菊之满天星、枸杞花、虎茨花、茨菇花、金灯、银灯、羊踯躅、金莲、千瓣银莲、金灯笼、各种药花、黄花儿、散水花、槿树花、白豆花、万年青花、孩儿菊花、缠枝莲、白苹花、红蓼花、石蝉花。以上各种花，稍稍有点姿色但闲雅不足，可种于篱笆角落池塘旁边，以填补花林的不足之处。

以上种种，全都是造物主的杰作，让春色变得撩人，它们遍布于世界的各个角落。我应当尽可能将其种植于我的林园之中，以愉心悦目，无愧于欧阳公诗作中的教诲。

晨昏怡养条

序古名论

【原文】

书室修行法：心闲手懒，则观法帖，以其可作可止也。手心俱闲，则写字作诗文，以其可以兼济也。心手俱懒，则坐睡，以其不强役于神也。心不甚定，宜看诗及杂短故事，以其易于见意，不滞于久也。心闲无事，宜看长篇文字，或经注，或史传，或古人文集，此甚宜于风雨之际及寒夜也。又曰：手冗心闲则思；心冗手闲则卧；心手俱闲，则著作书字；心手俱冗，则思早毕其事，以宁吾神。

胡昭曰："目不欲视不正之色，耳不欲听污秽之声，鼻不欲向膻腥之气，口不欲尝毒辣之味，心不欲谋欺诈之事。反此辱身损寿。"

青牛道士曰："勿过乐，乐人不寿。但莫强为力所不能举物。从朝至暮，常有所为，使外体不息，觉劳即止，止复为之，此与导引无异耳。"

《枕中方》曰："怡养之道：勿久行、久坐、久卧、久言。不强饮食，亦忘忧苦愁哀。饥即食，渴乃饮，食止行百步，夜勿食多。凡食后行走，约过三里之数，乃寝。"

【译文】

书室修行法：心闲手懒时，适合观摩临帖，这样，既工作了又休息了；手和心都闲时，则动笔写字做诗文，这样，既练了字，又会同时提高做文章的技巧；手和心都懒时，则应该端坐或睡觉，这样，就不会强使心神劳累。内心不怎么安定、平静时，看看诗或杂短故事，这些东西都比较容易理解其意思，不至于长时间坐在那里苦思冥想；心闲无事时，宜看长篇文字，或者经注，或者史传，或者古人文集，这十分适宜于风雨之际和漫漫长夜。也有这样的说法：手懒心闲时适合思考；心懒手闲时则适合睡觉；心手俱闲时，则适合著书写字；心手都懒时，则适合思考怎样尽早做完手中的事，来安定心神。

胡昭说："眼睛不要看不正之色，耳朵不要听污秽之声，鼻子不要闻膻腥之气，嘴巴不要尝毒辣之味，内心不要谋欺诈之事。违反了这些就会身心受辱，也会损寿。"

青牛道士说："不要过分欢乐，过分欢乐的人难以长寿。也不要勉强自己去做本身力不能及的事。从早到晚，常做点力所能及的事情，使身体处于活动之中，而感觉到累时即止，然后又反复为之，这与气功导引没有什么差别。"

《枕中方》说："怡养之道说的是：不长久行走，不长久端坐，不长久睡觉，不长久说话。不要过分饮食，同时忘却所有的忧、苦、愁、哀。饿了就吃，渴了就喝，吃过之后坚持缓行百步。晚上不要吃得太多，晚饭后，散步约三里路远，就该去睡觉了。"

高子怡养立成

【原文】

高子曰：恬养一日之法：鸡鸣后睡醒，即以两手呵气一二口，以出夜间积毒。合掌承之，搓热，擦摩两鼻旁，及拂熨两目五七遍。更将两耳揉捏扯拽，卷向前后五七遍。以两手抱脑后，用中食二指弹击脑后各二十四。左右耸身舒臂，作开弓势，递互五七遍后，以两股伸缩五七遍。叩齿，漱津满口，作三咽，少息。因四时气候寒温，酌量衣服，起服白滚汤三五口，名太和汤。次服平和补脾健胃药数十丸。少顷进薄粥一二瓯，以蔬菜压之。勿过食辛辣及生硬之物。

起步房中，以手鼓腹行五六十步。或往理佛，焚香诵经，念佛作西方功德。或课儿童学业，或理家政。就事欢然，勿以小过动气，不得嗔叫用力。杖入园林，令园丁种植蔬菜，开垦沟畦，芟[1]草灌花，结缚延蔓，斫伐横枝，毋滋冗杂。时即采花插瓶，以供书斋清玩。归室宁息闭目，兀坐定神。

【注解】

①芟（shān）：铲除杂草。

【译文】

高子说：怡养一日的法则是：鸡鸣后即醒来，把双手放在嘴边呵气一两口，以呵出夜间吸入的积毒。然后再双手合掌，互相搓热，轻轻地摩擦鼻子的两边，用手掌拂熨于两眼五至七遍，再将两耳轻轻地揉、捏、扯、拽，分别向前后卷拉五至七遍。再将两手抱于后脑，用中、食二指弹击后脑，各二十四下。然后左右耸肩舒臂，作拉弓的姿势，交替做五至七次后，再将双腿做伸缩运动五至七遍。叩齿，等津液满口后漱齿，分三次咽下，此时可稍微休息。要根据春夏秋冬气候寒温的变化，酌情加减衣服。起床后

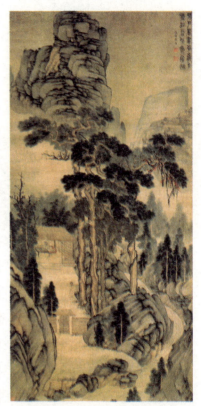

陈　裸　**画王维诗意图**

喝白开水三至五口，也称为太和汤。再服平和补脾健胃药数十丸。片刻后喝稀粥一二碗，完后可再吃些蔬菜，但不要多吃辛辣及生硬的食物。

然后于房间踱步，同时用手轻轻拍打着腹部行走五六十步。待这些做好之后，或者可去拜佛，焚香诵经，积攒西方的功德。或者可开始教小孩读书识字，或者理理家政。此时应保持轻松快乐的情绪，不可因一点不如意而动气，不可因一点小事而动怒。或者挂着拐杖进入园林，让园丁种植蔬菜，开挖沟畦，除草浇花，捆缚蔓延的枝藤，砍伐横生的枝条，不让滋生杂乱草木。有花的时候，可采些回来插入花瓶，以供书斋之中赏玩。归家后就要平静地呼吸，端坐着闭目养神。

【原文】

顷就午餐，量腹而入，毋以食爽过多，毋求厚味香燥之物以烁五内。食毕，饮清茶一二杯，即以茶漱齿，凡三吐之，去牙缝积食。作气起，复鼓腹行百余步而止。或就书室，作书室中修行事。或接客谈玄，说闲散话。毋论是非，毋谈权势，毋涉公门，毋贪货利。或共客享粉糕面食一二物，啜清茗一杯，忌食水团粽子油炸坚滞腻滑等食。起送客行，或共步三二百步归，或昼眠起，或行吟古诗，以宣畅胸次幽情，能琴者抚琴一二操。时自酌量身服，寒暖即为加减，毋得忍寒不就增服。于焉杖履门庭林薄①，使血脉流通。时乎晚餐，量腹饥饱，或饮酒十数杯，勿令大醉，以和百脉。篝灯冬月看诗，或说家。

一二鼓始就寝，主人晏卧，可理家庭火盗生发。睡时当服消痰导滞利膈和中药一剂。心头勿想过去未来，人我恶事，惟以一善为念，令人不生恶梦。时或心神不宁，常多梦魇，当以朱砂三钱，作红绢袋盛之，置发顶内，或以麝脐毛壳置枕内厌之……房中暗灯上置茶汤令暖，以供不时之需。榻前时焚苍术诸香，勿令秽污，以辟不祥。夏月不可用水展席，冬月不可以火焙衣，二事甚快一时，后日疾作不浅。老人衰迈，冬月畏寒，可以锡造汤婆注热水，用布囊包以避湿，先时拥被团簇，临睡甚暖，又可温足，且远火气。

此吾人一日安乐之法，无事外求之道，况无难为，人能行之，其为受福，实无尽藏也。是非养寿延年之近者欤？毋以近而忽之，道不在远，此之谓耳。

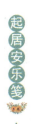

【注解】

①林薄：指隐居的住所。

【译文】

过一会便进午餐，要根据食量来吃，不要因为饮食美味就不节制，也不要贪求厚味及香燥之类的食物，以免灼伤体内的五脏。吃完后，饮一二杯清茶，再用茶漱口，三漱三吐，这样可漱去牙缝间的积食。然后配合呼吸，边走边轻轻地拍打腹部，走百余步即止。或者到书房中，可以写字、读诗、做文章；或者接待宾客、畅谈玄学，聊一些家常闲话。不要议论他人是非，不要谈论权势，不要涉及公务，不能谋贪他人财利；或者与客人一同品尝粉面糕点，再饮清茶一杯，但应忌食水团、粽子、油炸食品或坚硬黏滞腻滑之类的食物。起身送客时，可陪行二三百步返回，或者午睡一会。午睡起来后可一边散步一边吟古诗，以宣畅胸中的幽情，会弹琴的人此时可弹一二首曲子。此时还应观察气温变化，衣着方面既不可忍热不脱也不可忍冻不添。然后拄杖趿鞋，散步于门庭或树林间，以使血脉通畅。晚餐时，更要注意适量进食，根据腹中饥饱情况，或者饮酒十数杯，但不可让自己大醉，以通和百脉。然后点灯读诗，或者共话家常。

　　一二鼓响时，就要准备睡觉。主人应迟睡一会儿，检查门窗是否关好，火迹是否全部熄灭，以防灾害发生。睡觉时，应服消痰导滞利膈的中药一剂。睡后不要再想过去或未来的事情，不管是人家还是自己本身的事，都只以一善为念，这样才能不做噩梦。有时心神不宁，常常伴有梦魇，应当把三钱朱砂装到红绢布袋里，放在头顶的头发中，或者把麝鹿脐部的毛壳填入枕头……卧房中的暗灯之上可置茶汤令暖，以备不时之需。床前应常点苍术等香，这样就可避开秽污之气以防不祥。夏天天热，不可将席子用水打湿；冬天天冷，不可将衣服用火烘烤，这虽然都可贪得一时之快，但日后必然会生一些严重的疾患。年老之人身体衰迈，冬天更加怕冷，可以用锡制水壶注些开水，用布袋包裹着以避免弄湿床榻，于未睡之前放入被中，等上床睡时床铺也就暖和多了，而睡了后还可用这热水壶暖脚，况且又远离了火气。

　　以上这些，便是我一天下来的安乐之法，既不需要借助别人的帮助，而且又不难做到，人人都可以做到，人们能够从中收获福祉，这实在是无穷无尽的宝藏啊。这不是延年益寿最方便的方法吗？我们千万不要因为太方便太容易而将其疏忽。"道不在远"，它常常就在我们身边。

溪山逸游条

序古名论

【原文】

陶弘景曰："山川之美，自古共谈。高峰入云，清流见底，两岸石壁，五色交辉，青林翠竹，四时备美。晓雾将歇，猿鸟乱鸣，夕日欲颓，沉鲤竞跃。实为欲界之仙都，自康乐①以来，未有语其奇者。"

张衡赋曰："仲春令月，时和气清，原隰郁茂，百草滋荣。王雎鼓翼，仓庚②哀鸣，交颈颉颃③，关关嘤嘤。于焉逍遥，聊以娱情。于时曜灵④俄景，继以望舒，极盘游之至乐，虽日夕以亡劬⑤。"

【注解】

①康乐：指南朝诗人谢灵运。
②仓庚：黄莺的别名。
③颉颃（xié háng）：本义指鸟上下翻飞的样子，后引申为不相上下之意。
④曜（yào）灵：太阳。
⑤劬（qú）：过分辛劳、疲惫。

【译文】

陶弘景说："山川秀美的景色，自古以来就有共论。那高耸入云的山峰，那清澈见底的溪流，那五色交辉的两岸石壁，那四时皆美的青林翠竹，以及晨雾将散的景况，猿啼鸟鸣的氛围，夕阳欲坠的意境，沉鲤竞跃的场面。这实在是人间仙境，可是自南朝诗人谢灵运以来，再也没有人称赞这种奇观了。"

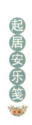

张衡在赋中写道:"仲春二月,气候温和,天气晴朗,无论是高地或洼地,都一片葱郁,百草滋荣,雎鸠鸟张开翅膀飞翔,黄莺婉转啼鸣,群鸟亲昵,上下翻飞,鸟叫声美妙动听。能在这里逍遥快活,姑且也算娱情了。太阳西沉之后,月亮就升起来了,游览的兴致到了极点,即使到了夜里也不知疲倦。"

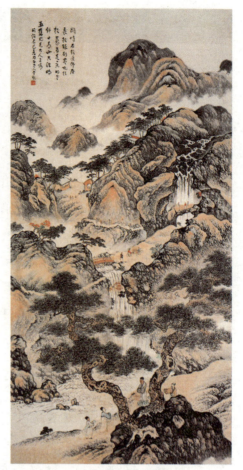

李 魁 **斜日青山图**

【原文】

王摩诘夜登华子冈,辋水涟漪,与月上下,他山远火明灭。林外深巷,寒犬吠声如豹。村墟夜舂,复与疏钟相间。此时独坐,童仆静默。每思曩①昔,携手赋诗,当待春仲,卉木蔓发,轻鯈出水,白鸥矫翼,露湿青皋,麦雉朝雊,倘能从我游乎?

臞仙曰:"江上一蓑,钓为乐事,钓用轮竿,竿用紫竹,轮不欲大,竿不宜长,但丝长则可钓耳。豫章有丛竹,其节长又直,为竿最佳。竿长七八尺,敲针作钩,所谓'一勾掣动沧浪月,钓出千秋万古心',是乐志也,意不在鱼。或于红蓼滩头,或在青林古岸,或值西风扑面,或教飞雪打头,于是披蓑顶笠,执竿烟水,俨在米芾《寒江独钓图》中。此之严陵渭水,不亦高哉!"

【注解】

①曩(nǎng):以往,从前。

【译文】

王摩诘夜里登上了华子冈，只见辋水涟漪，与天空中的月亮上下辉映；远处高山上的几点火光隐隐若若，忽明忽灭；山林之外那条偏僻的小巷里不时传来阵阵狗叫，其声悠长。村子里传出来的舂米声与稀疏的钟声相间。这个时候摩诘静静地坐在华子冈上，随从们也都在一旁默不作声。每当回忆往昔，就像我们一起作诗的样子。此刻正值仲春，树木生发，鱼儿跃水，白鸥展翅飞翔，露水打湿郊野，百鸟开始鸣叫，王摩诘问："你们能和我一块儿游玩吗？"

臞仙说："穿上蓑衣去江上钓鱼是一件很快乐的事。钓鱼要用轮竿，竿要用紫竹制作，轮不需很大，竿不宜太长，但线长才好钓鱼。豫章一带有一种丛竹，不但节长而且笔直，做钓竿是最好的。一般钓竿以七八尺长为宜，

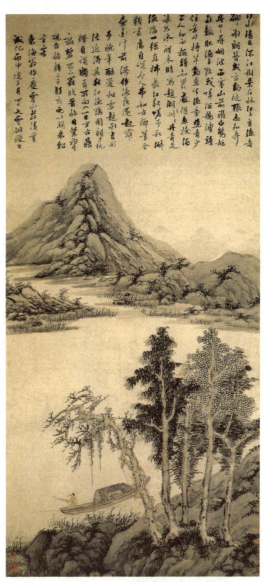

姚绶　**秋江渔隐图**

钓钩可以用针弯成。所谓'一勾掣动沧浪月，钓出千秋万古心'，说的就是这种志趣，其本意在钓而不在鱼。或者是在长满红蓼的滩头，或者去青林岸边，或者于西风扑面的秋日，或者于飞雪打头的冬天。在这样的环境中，披上蓑衣戴上斗笠，拿着钓竿在烟波浩渺的江面上垂钓，俨然一幅米芾《寒江独钓图》中的景象。这与在严陵或渭水垂钓相比，其情趣实在高出太多啊！"

高子游说

【原文】

高子曰：时值春阳，柔风和景，芳树鸣禽，邀朋郊外踏青，载酒湖头泛棹。问柳寻花，听鸟鸣于茂林；看山弄水，修禊事于曲水。香堤艳赏，紫陌醉眠。杖钱沽酒，陶然浴沂舞风；茵草坐花，酣矣行歌踏月。喜鸂鶒①之睡沙，羡鸥凫之浴浪。夕阳在山，饮兴未足；春风满座，不醉无归。此皆春朝乐事，将谓闲学少年时乎？

夏月则披襟散发，白眼长歌，坐快松楸绿阴，舟泛芰荷清馥，宾主两忘，形骸无我。碧筒致爽，雪藕生凉。喧卑避俗，水亭一枕来熏；疏懒宜人，山阁千峰送雨。白眼徜徉，幽欢绝俗，萧骚流畅，此乐何多？

秋则凭高舒啸，临水赋诗，酒泛黄花，馔供紫蟹。停车枫树林中，醉卧白云堆里。登楼咏月，飘然元亮高闲；落帽吟风，不减孟嘉旷达。观涛江渚，兴奔雪浪云涛；听雁汀沙，思入芦花夜月。萧骚野趣，爽朗襟期，较之他时，似更闲雅。

冬月则杖藜曝背，观禾刈于东畴；策蹇冲寒，探梅开于南陌。雪则眼惊飞玉，取醉村醪；霁则足蹑层冰，腾吟僧阁。泛舟载月，兴到郯溪，醉榻眠云，梦寒玄圃，何如湖上一蓑，可了人间万事。

四时游冶，一岁韶华，毋令过眼成空，当自偷闲寻乐。已矣乎！吾生几何？胡为哉每怀不足？达者悟言，于斯有感。山人游具，聊备如左。

【注解】

①鸂鶒（xī chì）：水鸟名。形似鸳鸯而稍大，羽毛多紫色，尾如船舵。多栖息于溪涧湖沼间，以小鱼、小虫为食。

【译文】

高子说：在春天的时候，风和日丽，景色优美，树木散发着芳香，鸟儿鸣叫着。此时正好邀集朋友去郊外踏青，携着美酒去湖里泛舟；欣赏柳的绿意，陶醉于花的温馨；或去茂密的山林之中，静听鸟儿鸣叫；游山玩水，在曲水之畔进行祭祀活动。此时，花香萦绕堤坝，艳丽的景色让人赏心悦目，紫花开满小路，醉人的芳香仿佛能让人入眠。于是拿钱买酒，喜悦地沐浴于沂水之中，起舞于清风之下。然后芳草当被，鲜花为座，尽兴时便踏着月色自歌自唱。既喜爱露睡于沙滩的鹚鹕又羡慕沐浴于浪花中的野鸭，虽然夕阳已垂挂于远山，但酒兴未尽，况且春风满座，又怎能不醉而归呢？这些都是春天里的乐事，怎能说是偷闲少年呢！

夏天的时候，可以披衣散发，放眼高歌，坐于青松之上，卧于绿荫之下，或乘船于清香扑鼻的菱角荷花之中，以至忘却了宾主之别，达到忘我之境。用新鲜的荷叶饮酒是非常爽快的事情，雪白的莲藕当食，凉透肺腑。避开喧嚣的尘俗之事，焚香枕睡在靠水的亭子里，慵懒的情境最宜人，周边的群峰为山中阁楼送来了雨水。放眼徜徉于美景中，逍遥自在，无拘无束，幽欢绝俗，潇洒风骚酣畅淋漓，这样的欢乐何其多啊！

秋天就该凭高放歌，临水赋诗，喝黄花酒，品尝紫蟹。停车于枫树林中，醉卧于蓝天白云之下，登楼咏月，飘然如陶元亮般高雅闲逸；落帽吟风，旷达不减当年的孟嘉。在江岸边观涛，兴致便奔向了雪白的浪涛与云海之中；站在沙洲上听大雁鸣叫，思绪边飞入芦花盛开的夜月中，秋日这种潇洒的郊野之趣，让人心胸爽朗，比起其他时候，似乎更加娴雅。

到了冬季，就要拄杖到田地里晒太阳，看收割麦子；冒着严寒骑驴，去南边的田埂上探看新开的梅花。下雪时分，眼前像有片片飞玉一般，便在村中饮酒买醉；天晴之后再脚踏薄冰，在僧阁中吟咏诗歌。在湖面上泛舟到月亮升起，兴致早已到了剡溪，回家后醉卧榻上，梦到天庭寒冷，心想着怎样才能像河中的垂钓者一样，了却人间的纷繁杂事呢？

四时游玩，一年的大好时光，千万别让其过眼成空啊！人应当偷闲寻乐，一切都会很快完结、过去的，我们的生命能有多少呢？为什么要常怀不足之心呢？君子一定可以理会笔者的意思，并从这里得到感触。

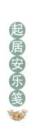

宾朋交接条

序古名论

【原文】

山涛与嵇、阮一面，契若金兰。山妻韩氏觉涛与二人异常交，问之，涛曰："当年可以为友者，惟此二人。"妻曰："负羁之妻，亦亲观赵狐，意欲窥之，可乎？"涛曰："可。"他日二人来，劝涛止之宿，具酒食，妻穿墙视之，达旦忘返。涛入曰："二人何如？"曰："君子致不如正当以识度耳。"涛曰："伊辈亦以我识度为胜。"

李东谷曰："君子以文会友，以友辅仁。友之者，友其德也。当亲密之时，握手论心，必使君臣、父子、兄弟、夫妇之伦，粹然一出于正，此交友第一义也。夫何世变日薄，友道扫地，惟酒馔追随，有无周济，秽言相谑，术数相胜。于规圆便利，诏谀取容，此妾妇耳，非友也。呴以濡沫，甘效奔走，此奴隶耳，非友也。恐少有撄拂，而取疏远，故随事苟徇①而觊②亲密。乘人父子之睚眦，即导之以不慈不孝；乘人兄弟之阋墙，即导之以不悌不恭；乘人夫妇之反目，即导之以不琴不瑟。谬引古今，眩乱是非，指鹿为马，以鸟为鸾，皆此辈也。取友又当以此自鉴，毋为人欺，毋过责于此辈，远而敬之，以为友道戒。"

【注解】

①苟徇：无原则地顺从。
②觊（jǐ）：希望；希图。

【译文】

山涛与嵇康、阮籍只有一面之交，彼此的友情却非常深厚。他的妻子韩氏觉得山涛与二人关系非同一般，就询问山涛缘由。山涛说："如今可以做朋友的，仅此二人。"韩氏说："从前负羁的妻子也曾亲眼观察过赵、狐二人，我也想看看你的这两个朋友，可以吗？"山涛说："可以。"过了些时候，嵇康和阮籍来访，韩氏让山涛劝他们在这里过一夜，并以酒食招待。韩氏则从墙隙观看，竟不知不觉看了一个晚上。山涛进来问她："这二人怎么样？"韩氏说："有道德的人真是凭感觉就知道值得交往啊。"山涛说："现在你也知道了我的感觉不错吧。"

李东谷说："君子应当以文会友，以友辅仁。交朋友，主要是他的品行。当关系亲密，到了握手谈心的时候，该使君臣、父子、兄弟、夫妇之间的尊卑关系全合乎常伦，合乎道德规范，这是交友时最要注意的内容。可惜如今世风日下，交友之道全然丧失，朋友在一起时，无非是喝酒吃肉，或者互相开些下流的玩笑，或者做些以术数较输赢的无聊游戏，很少有主动帮助、互相周济。那些平常总在想方设法贪人便宜，以谄媚奉承的方式讨取别人的欢心，这些都是妇人之道，哪里有资格配做朋友呢？而那些稍微给他一点好处，便心甘情愿地去为别人效命，这是为奴之道，不是交友之道。而且，这类人你如果在什么地方稍有些不如他的意，他会马上疏远你。还有的人见风使舵，趋炎附势，无原则顺从，而希图亲近。趁人家父子不和，便别有用心地挑拨，教导别人不慈不孝；趁人家兄弟之间不和睦时，便用言语怂恿人家，使其不悌不恭；乘人家夫妻之间有矛盾时，便用言语从中挑拨离间，使其反目成恨。错误地引古说今，混淆是非，指鹿为马，把乌鸦说成凤凰，说的都是这类小人的作为。但选择朋友时又应该以这种人作为自己的一面镜子，不要被别人欺骗，也不要过于责备这种人，敬而远之，这就是交友的戒条。"

高子交友论

【原文】

高子曰：《毛诗序》云："自天子以至庶人，未有不须友道以成者也。"但今之世，友道日偷，交情日薄，见则握手相亲，背则反舌相诋，何人心之不古乃尔？此辈自薄，非薄我也。不知诋我以悦他人，他人有心亦防尔诋。自己辗转猜忌，智巧百出，视友道为路尘，宜管鲍陈雷之绝世也。

　　吾意初与人交，深情厚貌，不易洞晓，何术以知其心地之善恶，情性之邪正也？但以吾心之美恶邪正以交其人，彼虽奸险，欲伺我隙，我无隙可伺，彼将奈何？彼虽贪婪，欲窥我败，我无败可窥，彼将奈何？与之谈，必先以仁义，彼之愚我邪我之言，勿听也。与之饮，必敬以酒食，彼之诱我乱我之事，勿行也。我无私，彼将何以行其私？我无好，彼将何以投吾好？自防谨密，则郛郭①坚完，外操矛盾，何以祸我？但今之人自作恶业丑行，始欲人协己谋，取必与，乃厚人若骨肉，虽父母妻子不若也。苟所谋幸成，则人必挟我，求不遂，即变交好为寇仇，非金帛货殖不解也。果人祸我？抑果自祸而然耶？

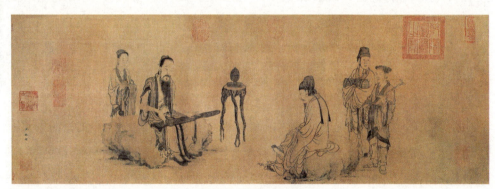

王振鹏　伯牙鼓琴图

【注解】

①郛（fú）郭：外城，出自《吴都赋》。

【译文】

　　高子说：《毛诗序》中说："从皇帝到黎民百姓，还没有不靠朋友的帮助而能取得成功的。"但如今这个社会，交友之道日渐衰落，交情也日趋淡薄，见面时手握着手似乎很亲热，而背里却相互诋毁，为什么人心不古会到如此地步呢？这种人其实在轻薄自己，不是在轻薄我。因为他在诋毁我以取悦别人的同时，有心人也会防范被他诋毁。这种人往往千般猜忌，心机算尽，将交友之道看作是路边的灰尘，这应该是因为管鲍与陈雷这样的友情不在世上的缘故吧。

我认为在与人打交道初期，对方的内在性情与本来面貌是不容易透彻了解的，有什么办法才知道对方心地之善恶、性情之邪正呢？只要以自己内心的善恶正邪与别人结交就行了。即使他奸诈、虚伪，可能要找机会侵害我，而我不给他可乘之机，他也就无可奈何了。即使他贪婪，想在暗中窥探我的弱点，但我没有弱点让他窥探，他也就无可奈何了。与他人交谈的时候，必以仁义为先，他愚弄我欺骗我的那些荒谬的言论我不去听。与人饮酒时，必以酒食相敬，他引诱我迷惑我的那些荒唐的行为我不去做。我自己心底无私，他有什么办法行其自私之心呢？我自己无不良的嗜好，他有什么办法投我所好呢？我自身防守严谨、细密，外部防线就会坚固、完整，外面的那些矛盾，怎么能殃及我呢？然而现在的人，自己做了丑恶的事情，还想要别人协助自己，于是别人要什么他就给什么，而且厚待别人如同骨肉，即使是自己的父母妻儿也没有这般厚待过。如果谋求的事侥幸成功了，那么别人肯定会来要挟，要是目的达不到，便马上变好友为仇敌，不用金钱是难以和解的。这是他人祸害我的结果吗？还是自己祸害自己的结果呢？

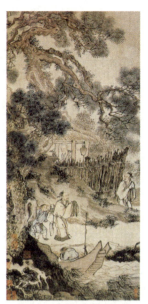

周臣　**柴门送客图**

【原文】

人心孰不乐为善？但以正感正，以邪感邪，邪正分于应感，岂果人人皆小人，而世无君子耶？道谊之在天下，亦未全灭也，但千百中一二耳，奈何移君子之道谊，而近全于市人，在在有之也。此又何说哉？近辈有与胜己者谈，不问其言之是非、嗋嗋①是赞，听彼大言不惭。与不若己者谈，不论其言之可否，嘐嘐②是诋，愧彼缄言似讷。遂使过无从知，善无从进，直谅之道，三益之友，淹没无闻矣。

夫贵者能以直友为可重，则事功日进，而望誉日隆。富者能以直友为可宝，则家业日昌，而声名日着。奈何对贵者而言直，不惟交疏，且目为妄人；语富者而言直，不惟友薄，且名为恶客。求其德贤者而亲之，耻佞人而远之者，几人哉？

【注解】

①噞噞（yǎn yǎn）：大笑的样子。
②嘐嘐（jiāo jiāo）：形容志大而言夸的样子。

【译文】

人的内心有谁不乐意做好事？但是都是以正义感化到正义的人，用邪恶感化到邪恶的人，正邪的分别在于感应的不同，真的这个社会上人人都是小人，就再没有君子了吗？道义于天下来说，似乎也还没有完全泯灭，只是在千百人中仅有一两人能做到罢了。只能让君子的道义迁就市井之人，这种现象到处都是。这又怎么说呢？现在有些人与比自己稍强的人交谈时也不管对方说的对与不对，都忙不迭地表示赞赏，任凭对方在那里大言不惭；而与那些不如自己的人交谈时，不论对方说的是与不是，都一律夸夸其谈地进行诋毁，让对方惭愧到说不出话。这样一来，自己有了过失也不知道，听了忠言也当作了耳边风，使坦白、谅解的朋友之道和三益之友都湮没在世间，不被人所知道了。

一个高贵的人，如果能重视率直的朋友，那么他的事业和成就将与日俱增，他的威望和荣誉将日趋高隆；一个富贵的人如果能器重一个率直的朋友，那么他的家业将日趋昌盛，他的声名将日趋显著。可为什么与高贵的人直率交谈后，不仅交情疏远，而且还会被对方看作狂妄的人；与富裕的人直率交谈后，不仅友情淡薄，而且还会被对方当作讨厌的客人。选择有道德又贤明的人去亲近，以结交小人为耻并远离他，能有几人做得到呢？

延年却病笺

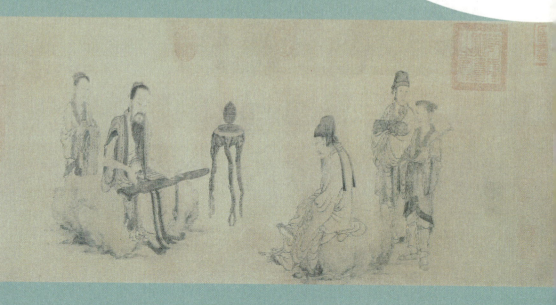

幻真先生服内元气诀

进取诀第一

【原文】

凡欲服气，先须高燥净空之处。室不在宽，务在绝风隙，常令左右烧香。床须厚软，脚令稍高，衾被适寒温，冬令稍暖尤佳，枕高三寸余，令与背平。每至半夜后生气时，或五更睡醒之初，先吹出腹中浊恶之气一九口

养生的四种境界

在中国的传统文化中，寿命超出平常人水平的有四种人，分别是真人、至人、圣人和贤人。

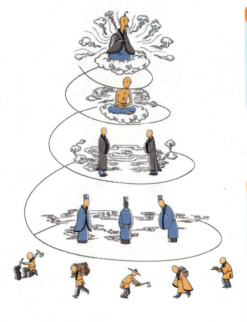

至人

懂得养生之道，可延长寿命，保持形体不衰。能达到这种境界的人也极少。传说颛顼的玄孙彭祖历经唐、虞、夏、商等朝代，活了八百多岁，为至人。

真人

掌握了养生之道，寿命同天地一样长久。只有极少数人能达到这种境界。

贤人

善于养生，可以根据阴阳变化调养身体，可以增益寿命，但却有一定的限度。只要遵循养生之道，许多人都可以达到这种境界。

圣人

能够顺应自然，不为外界所劳累，没有过多的思虑，寿命可以达到一百多岁。只有少数人能真正遵循养生之道，所以达到这种境界的人也不多。

普通人

整日忙碌而不注重养生的人，他们的寿命一般都很短。

止。若要细而言之，则亦不在五更，但天气调和，腹中空则为之。先闭目叩齿三十六下，以警身神毕，以手指捏目大小眦。兼按鼻左右，旋耳①及摩面目，为真人起居之法。更随时加之导引，以宣畅关节，乃以舌拄上腭，撩②口中内外，津液候满口则咽之，令下入胃存，胃神承之。如此三，止。是谓漱咽灵液，灌溉五脏，面乃生光。此后去就，大体略同。便兀然放神，使心如枯木，空身若委③衣，内视反听，万虑都遣，然后淘之。每事皆闭目握固，唯临散气之时则展指也。夫握固所以闭关防而却精邪，凡初服气之人，气道未通，则不可握固。待至百日，或半年，觉气通畅，掌中汗出，则可握固。《黄庭经》曰："闭塞三关握固停，漱咽金醴吞玉英。遂至不食三虫亡，久服自然得兴昌。"

【注解】

①旋耳：用手来回摩擦耳朵。
②撩：收集，整理。
③委：抛弃。

【译文】

凡是要练习服气法的人，首先必须选择一个地势高、空气清新的地方。居室不必太宽，但一定不能有透风的缝隙，并且要常常在房间的左右烧香。床必须又厚又软，把脚那一头稍垫高一些，被子的厚度要和天气温度相适应，冬天要暖和一些，枕头高约三寸，使头和背部齐平。每当到了后半夜阳气生发的时候，或者在五更天刚睡醒的时候，先吐出腹中浊气九口，然后停下。如果要准确地说，那也可以不用在五更天，只要天气晴朗，空腹的时候都可以做。吐出浊气后，先闭目叩齿三十六下，以便于集中精神，然后用手指按摩内外眼角，再按鼻子的左右部位，用手来回摩擦耳朵，用手掌摩擦面部，这是真人生活起居的修炼之法。还要随时加入导引的方法，活动身体各关节，接着用舌尖顶上腭，收集口中各部位的津液，等满口时咽下，让它向下存在胃中，由胃来装着。像这样重复咽三次，再停下来。这就是漱咽灵液，五脏受灵液灌溉，面目也会为之增辉。此后的修炼方法，与上述步骤大致相同。让人的神志得以放松，让内心像干枯的木头一样没有知觉，像脱掉衣服一样放空身子，两耳不闻窗外之事，心中的万千顾虑都会得到排遣，在这之后再用转气法来排解。每次练习的时候，消除一切杂念，闭目握拳，只有在临近散气的时候才展开手指。握拳是用来闭关防止精气外泄抵御邪气的，但凡刚开始练习的人，体内的气道没有通畅，所以练习的时候不能握拳。等到满一百天或半年后，就会觉得气道通畅，掌心发汗，然后方可以握拳。《黄庭经》中说："闭塞住三关握拳之后就停下，用津液漱口后吞入体内。这样可以逐渐练习到不吃东西也能活下来的地步，长久地练习服气身体自然会保持健康。"

转气诀第二

【原文】

诀曰：凡人五脏，亦各有正气，夜卧闭息，觉后欲服气，先须转令宿食消，故气得出，然后始得调服。其法：闭目，握固，仰卧，倚两拳于乳间，膝举背及尻。闭气则鼓气海中气，使自内向外，轮而转之，呵而出之，一九或二九止，是曰转气。毕则调之。

【译文】

要诀说：人的五脏中都有一股正气，晚上睡觉时要闭气，睡醒后要服气，首先必须使留在腹中的食物消化掉，才能使气运通畅，然后开始服气。办法如下：闭目，握拳，仰卧，两拳置于两乳之间，竖直膝盖，挺起背与臀部持平。闭气，鼓起气海中气，自内向外，运转内气，然后从口中徐徐呵出，一个九次或两个九次之后停止，这就叫转气，转气完毕就可以开始调气。

调气诀第三

【原文】

诀曰：鼻为天门，口为地户，则鼻宜纳之，口宜吐之，不得有误。误则气逆，气逆乃生疾也。吐纳之际，尤宜慎之。亦不使自耳闻。调之或五，或七，至九，令平和也，是曰调气。毕则咽之，夜睡则闭之，不可口吐之也。

【译文】

要诀说：鼻子是天门，口是地户，因此鼻子应用于吸气，口用来吐气，不能混淆，否则气逆而行，人就会生病。吐纳的时候，尤其应该慎重，不能让自己听到吐纳的声音。调整呼吸或者五次，或者七次，或者九次，使气平和，这就叫调气。调气完毕咽下津液，夜里睡觉时要闭上嘴巴，不要让嘴巴吐气了。

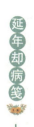

咽气诀第四

【原文】

诀曰：服内气之妙，在乎咽气。世人咽外气以为内气，不能分别，何其谬哉？吐纳之士，宜审而为之，无或错误耳。

夫人皆禀天地之元气而生身，身中自分元气而理，每因咽及吐纳，则内气与外气相应，自然气海中气随吐而上，直至喉中。但候吐极之际，则辄闭口，连鼓而咽之，令郁然有声汩汩，然后男左女右而下，纳二十四节，如水沥沥分明闻之也。如此则内气与外气相顾，皎然而别也。以意送之，以手摩之，令速入气海。气海，脐下三寸是也，亦谓之下丹田。初服气人，上焦未通，以手摩之，则令速下。若流通，不摩亦得。

一闭口，三连咽，止。干咽号曰云行。一嗽口咽，取口中津咽，谓之雨施。初服气之人，气未流行，每一咽则旋行之，不可遽至三连咽也。候气通畅，然后渐渐加之，直至于小成也。一年后始可流通，三年功成，乃可恣服。新服气之人，既未通①，咽或未下，须一咽以为候。但自郁然有声，汩汩而下，直入气海。

【注解】

①既未通：在《道藏·幻真先生服内元气诀》中，"既"字之前有"气"字，故该句应该理解为"气没有通"。

【译文】

要诀说：服气的奥妙在于咽下真气。一般人呼吸空气为内气，外气与内气不加区分，这是多么荒谬的事情！学习呼吸吐纳的人，做的时候应当要审慎，才不会犯这种错误。

人是凭借天地的元气而生存的，人体内自然就会有元气来调理，每次咽气与吐纳时，人体内的真气和外气相适应，体内气海中气随着吐气而上行，一直到咽喉中。从咽喉中吐出后，就应闭紧口，连续鼓气后咽下，让咽气的过程汩汩有声，再依照男左女右的法则，分二十四次吞下，发出如同流水般沥沥声，使自己的耳朵能听到。这样一来，内气和外气就会交互，能够明显地区分。咽下的气，是用意念送下，用手引导，使之迅速进入气海。肚脐下三寸的地方就是气海，也叫下丹田。初学服气的人，上焦还未通畅，要用手摩，使气迅速下到气海，通畅以后就可以不必用手摩。

闭口一次，咽气三次，再停止。干咽号称云行。气和口中津液一齐咽称之为雨施。初学服气的人，体内的气还没有通畅，每咽一次要等一会再做，不要勉强做三连咽。等到体内的气逐渐通畅后再逐渐增加。一般一年后，气运基本通畅，三年后，可谓水到渠成，这时才可以恣意服气。初学服气的人，气没有通，有时咽气咽不下去，应当咽下一次后等一会儿，直到有郁然之声，能够汩汩而下，一直到气海之中。

行气诀第五

【原文】

诀曰：下丹田近后二穴，通脊脉，上达泥丸①。泥丸，脑宫津名也。每三连咽，则速存下丹田，所得内元气，以意送之，令入二穴。因想见两条白气，夹脊双引，直入泥丸，熏蒸诸宫，森然遍下，毛发、面部、头项、两臂及手指，一时而下，入胸，至中丹田。中丹田，心宫神也。灌五脏，却历入下丹田，至三里，遍经髀②、膝、胫、踝，下达涌泉。涌泉，足心是也。所谓分一气而理，鼓之以雷霆，润之以风雨是也。

只如地有泉源，非雷霆腾鼓，无以润万物。人若不回荡浊恶之气，则令人不安。既有津液，非堪漱咽，须堪溉灌。五脏发于光彩，终不能还精补脑，非交合则不能泝而上之。咽服内气，非吐纳则不能引而用之。是知回荡之道，运用之理，所以法天则地。想身中浊恶结滞，邪气瘀血，被正气荡涤，皆从手足指端出去，谓之散气。则展手指，不须握固。如此一度，则是一通。通则无疾，则复调之。以如使手，使手复难，鼓咽如前闭气，鼓咽至三十六息，谓之小成。若未绝粒，但至此常须少食，务令腹中旷然虚静。无问坐卧，但腹空则咽之。一日通夕至十度，自然三百六十咽矣。若久服气息，顿三百六十咽，亦谓之小成。一千二百咽，谓之大成，谓之大胎息③。但闭气数至一千二百息，亦是大成，然本色无精光。又有炼气、闭气、委气、布气，并诸诀要，具列于文，同志详焉。

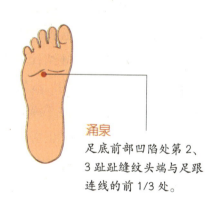

涌泉
足底前部凹陷处第2、3趾趾缝纹头端与足跟连线的前1/3处。

【注解】

①泥丸：道教中对"脑"的别称。道教为身体各部位均赋予了神的名

称，因此也称"脑神"。

②髀（bì）：大腿。

③大胎息：气功术语，指功力精妙者，不用口鼻也可呼吸的高深境界，就像婴儿在胎中一样。

【译文】

要诀说：下丹田靠近后二穴的地方，与脊脉相通，向上可达泥丸。泥丸，也就是脑部产生津气的地方。每次三连咽后，津气就会快速地向下存入下丹田之中，就是内元气，然后用意念来引导，送气至后二穴。想象有两条白气，夹脊双双向上而行，一直进入泥丸，熏蒸脑部各器官，然后送气往下至毛发、面部、头项、两臂及手指，再往下进入胸腔，入中丹田，中丹田就是心脏所处的地方。在灌溉五脏后，继续向下流入下丹田，到达足三里，遍经大腿、膝盖、小腿、脚踝，最后到达涌泉穴。涌泉穴就是足心。这就是所说的分一气来调理，用雷霆来鼓动，用风雨来滋润。

行气的道理，如同大地本有泉源，但如果没有雷霆的鼓动，就不能滋润万物。人如果不排除体内浊气，身体就不会健康。人口中的津液，不经过漱咽就不能灌溉五脏。五脏中的正气，只有与外气交合后才能还精补脑。吞咽体内的真气，不经过吐纳就不能为身体所用。如果不明白回荡气息的道理，就不能达到服气的目的。服气过程中想象自己身体中有浊恶之气结滞，有邪气瘀血，都被正气荡涤干净后，从手脚的指端排出体外，这就叫作散气；散气时就要展开手指，不须握拳。这样意想一次，就是一通，通则身体无病。而且要反复调理，以便于得心应手。如果做不到得心应手，就要像之前一样闭气鼓咽，鼓咽达三十六次，称之为小成，小成之后如果还未能绝食，就必须少食，使腹中保持空虚。无论是端坐还是仰卧，只要腹空就鼓咽。一天从早到晚练十次，就有三百六十次。如果久服气息，一次就能鼓咽三百六十次，也称之为小成；一次能鼓咽一千二百次，称之为大成，也称为大胎息。只要闭气能达到一千二百次的水平，也称之为大成，然而其本色无精光。还有炼气、闭气、委气、布气等方法，下面将它们的要诀，用文字表达如下。

炼气诀第六

【原文】

诀曰：服气炼形，稍暇入室，脱衣散发，仰卧展手，勿握固，梳头令通，垂席上布之，则调气咽之。咽讫，便闭气候极，乃冥心绝想①，任气所之通理，闷即吐之，喘息即调之，候气平，又炼之，如此十遍即止。新服气之人未通，有暇渐加一至十，候通渐加至二十，至五十即令遍身汗出。如有此状，是其效也。安志和气，且卧勿起冲风，乃却老延年之良术耳。但要清爽时为之，气昏乱欲睡，慎勿为也。常能勤行，四支烦闷不畅亦为之，不必每日，但要清爽时为也。十日五日，亦不拘也。《黄庭经》曰："千灾已消百病痊，不惮虎狼之凶残，亦以却老年永延。"

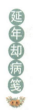

【注解】

①冥心绝想：泯灭凡俗之念，断绝非分之想。

【译文】

要诀说：服气炼形的方法，就是在闲暇时走进室内，脱掉衣服，散开头发，仰卧在床上，手掌展开，不要握拳，用双手梳头，使气息畅通，让头发披散在床上，然后开始调理气息，进行吞咽。咽气结束后，就开始闭气，什么都不要想，任由气息在体内运行，如果闭得憋不住，就吐出一口气，如果气喘就调平气息，等气息平顺时，再开始练下一次，这样重复十遍就可以停下来。刚开始练习服气的人气不够通畅，有时间的次数可逐渐增多，从一加到十，从十加到二十、到五十遍，使全身出汗。如果有出汗的现象，就是达到了好的效果。心平气和之后，再去睡觉，不要起床时受风，这就是延年益寿的良方。练气要在身体感觉清爽时进行。如果感觉昏乱欲睡，千万不要练气。如果能长期加以练习最好，感觉四肢不畅意时也可不练，不必每日都练，但一定要选择清爽的时候练气，十天练一次还是五天练一次都行，每次炼气时隔多久不限。《黄庭经》中说："灾祸消除，疾病痊愈，不再害怕虎狼之凶残，这样便能延年益寿。"

委气诀第七

【原文】

诀曰：夫委气之法，体气和平，身神调畅，无问行住坐卧，皆可为之。但依门户①调气，或身卧于床，或兀然而坐，无神无识，寂寂沉沉，使心同太空，因而调闭，或十气二十气，皆通。须任气，不得与意相争。良久，气当从百毛孔中出，不复吐也。纵有，十分无二也。复调复为，能至数十息以上弥佳。行住坐卧皆可为之。如此勤行，百关开通，颜色光泽，神爽气清，长如新沐浴之人。但有不和则为之，亦当清泰也。《黄庭经》云："高拱无为魂魄安，清净神见与我言。"

【注解】

①门户：引申为途径、门道。

【译文】

要诀说：练习委气的方法，就是使身体平稳，气息平和，精神舒畅，无论是外出、居家、端坐、仰卧，都可以做。只要依着对应的方法来调理气息，或躺在床上，或随意端坐，抛下心神意识，让内心如同太空一样空旷，这样就可以进行调闭了，或者调气十次，或调气二十次都行。必须让气自然运行，不要强加意识与气相争，久而久之，气就会从毛孔中散出，不必再从口中吐出，即使用口吐出，也不过气的十分之一二。这样重复几十次以上，效果会更好。这个功法无论外出、居家、端坐、仰卧都可以进行。如果勤加练习，体内诸多关窍都会开通，面部也会更加光泽，整个人神清气爽，就如刚洗完澡一样。身体稍有不适时进行，也可使身体恢复。《黄庭经》中说："拱手而坐，不做杂事，心神安宁，这样神灵就会显现，并与我对话。"

闭气诀第八

【原文】

诀曰：忽有修养乖宜，偶生疾患，宜速于密室依服气法，布手足讫，则调气咽之。念所苦①之处，闭气想注，以意攻之。气极则吐之，讫，复咽，相继依前攻之，气急则止，气调复攻之。或二十至五十攻，觉所苦处汗出通润即止。如未损，即每日夜半，或五更，昼日，频作以意攻及。若病在头面手足，但有疾之处则攻之，无不愈者。是知心之使气，甚于使手，有如神助，功力难知也。

【注解】

①苦：指不适的地方。

【译文】

要诀说：练习服气的人，如果因为修养不当，偶尔导致身体有所不适，或患了疾病，应及时入密室按服气法，自然而舒适地放好手脚，就可以进行调气咽气。把心思专注到患病的部位，集中精神闭气，用意念指导用气攻击病灶。气憋久了就吐出一些，再接着咽气，接着用意念攻击病灶，如果感觉气急就暂时调节一下，再接着攻治，这样攻治二十至二十五次，如果不适的地方有汗出，就可以停止攻治，如果没有汗出，就在每天半夜里或五更以及白天所有的时候，频频用意念攻治有不适的部位。如果不适是发生在头部、面部、手部、足部，用这种办法攻治没有不成功的。因此用心力来治病比用

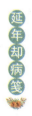

手更见效，就像有天上神灵相助，功力真是难以尽述。

布气诀第九

【原文】

诀曰：凡欲布气①与人疗病，先须依前人五脏所患之处，取方面之气布入前人身中。令病者面其本方，息心净虑，始与布气。布气讫，便令咽气，鬼贼自逃，邪气永绝。

【注解】

①布气：气功术语，指通过发气、采气等途径为他人治病的方法。

【译文】

要诀说：凡是布气替人治病，必须要找准五脏的患病之处，取相应的气，布入病人体内。让病人面朝病灶所在脏腑的方位，消除一切杂念，再开始布气。布气完毕后，吩咐病人咽气，病人体内疾患自然会消失，邪气也不会再来侵犯。

六气诀第十

【原文】

诀曰：六气者，嘘、呵、呬、吹、呼、嘻是也。五气各属一脏，余一气属三焦也。

呬属肺，肺主鼻，鼻有寒热不和，及劳极①，依呬吐纳。兼理皮肤疮疥，有此疾则依状理之，立愈也。

呵属心，心主舌，口干舌涩气不通，及诸邪气，呵以去之。大热，大开口呵，小热，小开口呵，仍须作意，是宜理之。

呼属脾，脾主中宫，如微热不和，腹胃胀满，气闷不泄，以呼气理之。

吹属肾，肾主耳，腰肚冷，阳道衰，以吹气理之。

嘘属肝，肝连山，论云：肝盛则目赤，有疾作，以嘘气理之。

嘻属三焦，三焦不和，嘻以理之。

气虽各有所理，但五脏三焦，冷热劳极，风邪不调，都属于心。心主呵，呵所理诸疾皆愈，不必六气也。

【注解】

①劳极：病名，指肾虚劳损。

【译文】

要诀说：六气，就是嘘气、呵气、呬气、吹气、呼气、嘻气。前五气各属于五脏，最后一气属于三焦。

呬属肺，肺主鼻，鼻子如果有寒热不适，或过于劳累，应当用呬的方法吐纳，呬可以兼治皮肤疥疮等病。有这类疾病的，按照呬气法调理，立即就能痊愈。

呵属心，心主舌，如果感觉口干舌涩，气不通畅并伴有诸多邪气，可以用呵的方法解除。高热的时候，张大嘴呵气；低热的时候，小口呵气。其间必须用意念来引导，这样才能调理好。

呼属脾，脾主中宫，如果感觉腹中微热不适，或胃胀腹胀，气闷不畅，就用呼气调理。

吹属肾，肾主耳，如果感觉腰部腹部发凉，阳气衰微，就用吹气法调理。

嘘属于肝，肝脏开窍于目，有肝火盛则眼睛红的说法。有疾病发作时，可以用嘘气法调理。

嘻属三焦，三焦不适，可以用嘻气法调理。

六气虽然各有调理的脏器，但五脏三焦，产生一切疾病莫不由心而起，因此用呵气法可以调理一切疾病，不必一定采用其他气法。

调气液诀第十一

【原文】

诀曰：人食五味，五味各归一脏，每脏各有浊气，同出于口。又六气三焦之气，皆凑此门，众秽并投，合成浊气。每睡，觉熏熏气从口而出，自不堪闻，审而察之，以知其候。

凡口中焦干，口苦舌涩，咽频无津，或咽唾喉中痛，不能食，是热极状也，即须大张口呵之。每咽必须闭户出之，十呵二十呵，即鸣天鼓，或七或九，以舌搅华池而咽津，复呵，复咽，令热气退，止。但候口中清水甘泉生，即是热退五脏凉也。

若口中津液冷淡无味，或呵过多，心头汪汪然①，饮食无味，不受水，则是冷状也，即当吹以温之，如温热法，伺候口美心调，温即止。《黄庭经》云："玉池清水灌灵根，审能行之可长存。"又云："嗽咽灵液灾不干。"

【注解】

①心头汪汪然：形容心头发凉的样子。

【译文】

要诀说：人吃食物能品出五味，五味各属于五脏，每脏中都有浊气；同时，六气与三焦之气，都出自口中，于是秽气合成了浊气。每到睡觉时，就会觉得口有异味，自己都不能忍受。如果仔细加以辨别，可以知道症候所在。

当你感到口干舌燥、没有津液、口中苦涩，或咽津时感觉喉痛，不能进食，这是因为体内太热，这时张大嘴呵气，每次咽气必须闭口。这样呵气十次或者二十次后，接着鸣天鼓，七次或九次都可以，再用舌头搅一搅，使津液产生并咽下。再呵气，再吞咽，使热气退减后便可停止。直到口中有津液像甘泉一样源源不断地产生，表明热已消退，五脏清爽了。

如果口中津液冷淡且无味，或呵气过多，使心头发凉，饮食无味，不想喝水，就是因为体内大寒了，这时宜用吹气法让身体温暖起来，像温热法一样，直到感觉口味甘美，心情畅意，就可以停止了。《黄庭经》中说："用口中的津液来浇灌灵根，经常这样做可益寿延年。"又说："经常嗽咽灵液能免除外界的疾病。"

食饮调护诀第十二

【原文】

诀曰：服气之后，所食须有次第。可食之物有益，不可食之物必有损。损宜永断，益乃恒服。每日平旦，食少许淡水粥，或胡麻粥，甚益人，理脾气，令人足津液。日中淡面、馎饦①及饼并佳。乍可馁，慎勿饱，饱则伤心，气尤难行。凡热面、萝卜、椒、姜羹切忌，咸酸辛物宜渐渐节之。每食毕，即须呵出口中食毒浊气，永无患矣。

服气之人，肠胃虚净，生冷、酸滑、黏腻、陈硬、腐败难消之物不可食。若偶然食此等之物一口，所在处必即微痛，慎之……

服气一年，通气；二年，通血实；三年功成，元气凝实，纵有触犯，无能为患。日服千咽，不足为多，返老还童，渐从此矣。气化为津，津化为血，血化为精，精化为髓，髓化为筋。一年易气，二年易血，三年易脉，四年易肉，五年易髓，六年易筋，七年易骨，八年易发，九年易形，即三万六千真神，皆在身中，化为仙童，号曰真人矣。勤修不怠，则关节相连，五脏牢固。《黄庭经》云："千千百百自相连，一一十十似重山。"是内气不出，外气不入，寒暑不侵，刀兵不害，升腾变化，寿同三光也。

【注解】

①馎饦（bó tuō）："面片汤"的别名，中国的一种水煮面食。

【译文】

要诀说：一个人服气后，饮食必须有所取舍。适于食用的食物对身体有益，不适宜食用的食物对身体有害；不适宜的坚决不吃，适宜的可以长期食用。每天早上吃一些淡水粥或胡麻粥，对服气的人身体很有好处，能调理脾胃之气，使人津液丰足。中午吃些清淡的面条、面片汤和饼子就好了，吃饭有七八分饱就行了，不要过饱，因为吃饱了气难行，而且伤心。凡是热面、萝卜、辣椒、生姜之类食物都不应吃；咸、酸、辛之类食物要加以节制。饭后要呵出所食之物的毒浊之气，这样就不易生病。

服气的人，肠胃要保持虚净，生冷、酸滑、黏腻、久放生硬之物、腐败变质的食品、难以消化的食物千万不要吃，如果不慎吃了一点，食物所到之处必定有微微的疼痛，因此应该谨慎……

练习服气一年的人，可以通气；练习服气两年的人，可以通血脉；练习服气三年的人，可以让元气凝实，即使有疾病侵犯，也难以对其造成伤害。每天服气做千次吞咽，都不算多，想返老还童就必须这样做。服气后，真气化为津液，津液化为血液，血液化为精气，精气化为骨髓，骨髓化为筋脉。服气的人，练功一年气息有变，练功两年气血有变，练功三年脉络有变，练功四年肌肉有变，练功五年骨髓有变，练功六年筋脉有变，练功七年骨质有变，练功八年毛发有变，练功九年形体有变，这样犹如有三万六千真神集于一身，就可以化为仙童，号称真人了。勤于修炼的人，关节灵活，五脏牢固。《黄庭经》中说："千百筋络自然相连，彼此之间如群山一样连绵不绝。"这就是指人体内真气泄不出，外面的邪气进不去，寒暑之气无处侵害，不受刀兵器之害，最终让体内的真气升腾变化，让人的生命与日月星辰同辉。

高子三知延寿论

色欲当知所戒论

【原文】

高子《三知论》曰：人生孰不欲倚翠偎红，沉酣曲蘖，明眸皓齿，溺快衾绸①？何知快乐之悦吾心，而祸害因之接踵矣。故庄生曰："人之大可畏者，衽席之间不知戒者过也。"故养生之方，首先节欲，欲且当节，况欲其欲而不知所以壮吾欲也，宁无损哉？夫肾为命门，为坎水，水热火寒，则灵台②之焰藉此以灭也。使水先枯竭，则木无以生，而肝病矣。水病则火无所制，而心困矣。火焰则土燥而脾败矣。脾败则肺金无资，五行受伤，而大本以去，欲求长生，其可得乎？

嗟夫！元气有限，人欲无穷，欲念一起，炽若炎火。人能于欲念初萌，即便咬钉嚼铁，强制未然。思淫逸之所，虎豹之墟也，幽冥之径也。身投爪牙而形甘嚅唶③，无云智者勿为，虽愚者亦知畏惧。故人于欲起心热之际，当思冰山在前，深渊将溺。即便他思他涉以遏其心，或行走治事以避其险，庶忍能戒心，则欲亦可免。此为达者言也。平居当熟究养生之理，守静之方，秉慧剑截断尘缘，举法眼看破幻影。无为死可以夺吾生，清静恬淡，悉屏俗好；勿令生反速就其死，定性存诚，务归正道。俾仙不误我，而我不误身，久住长年，不为妄诞。

然余所论，人孰不曰嚼过饭也。余亦知为熟谈，但人知为嚼过饭，而不知饭所当食；知此谈为熟，奈何熟此谈而不行？所以百日沉疴④，经年枕席，芳华凋谢，早岁泉扃。皆由厌常谈而希平地可仙，薄浅近而务谈说高远，于尔身心，果何益哉？徒云自哄自己，毕竟终无一成。吾岂欲人人知予言有本耶？聊自信耳。

房事养生原则

- 节欲保精
- 节制房事
- 注重饮食调摄
- 睡前按摩

【注解】

①倚翠偎红，沉酣曲蘖，明眸皓齿，溺快衾绸：指耽于酒色之中的生活。

②灵台：指心脏。

③嚅唶：强颜欢笑的样子。

④沉疴（kē）：久治不愈的病。

【译文】

高子《三知论》中说：人的一生，谁不希望沉醉于酒色之中？但谁又知道身心一时欢乐后，紧跟在后面的却是无尽的病患。因此庄生说："人生最可怕的，就是在床席之上纵欲无度，不知节制。"因此养生的方法，首先就是节欲。一个人如果纵欲在声色之中，怎么可能不损伤身体？肾是生命之门，卦象为坎，五行属水，肾水泛滥，那么心火便会受到抑制。肾水泛滥的结果将导致肾水枯竭，水生木，水枯则木失去滋润，肝属木，因此肝脏也会连带生病。肾水枯竭便无法制衡心火，因此心火便会异常旺盛，火太旺盛，土就会干燥，脾属土，故而脾土会因过于干燥而受到损伤。土生金，脾土受到损伤则肺金失去滋润，因此到头来五脏都受到了损伤。而生命的根本都损伤了，想要求得长生不老，这又怎么可能呢？

唉！人的元气是有限的，但人的欲望是无限的。人的欲望一旦萌生，就如同熊熊的烈火一样炽烈。人如果能在欲望刚刚萌生的时候，就以坚强的意志，克制自己，一想到淫逸之所，就像走在虎豹出没的地方，就是通向死亡之路。身处爪牙之下还强颜欢笑，不要说智者不会这样做，就是愚蠢的人也知道恐惧。因此当人的欲望刚刚萌生，内心开始发热的时候，应当想象冰山就在自己面前，深渊就在脚下。或者想象别的事物或干别的事情以抑制，譬如行走、做事，都可以转移情志，避免欲火上燃，欲望也就自然消失了，这是对通达事理的人讲的。日常生活应当熟悉养生的道理及入静的方法，用智慧的利剑斩断尘缘，用智慧的法眼看破世间的幻影。不要让死气夺走我们的生气，要清静恬淡，戒除一切不良习惯；也不要让生气一下子就转换成了死气，要守住本性，心存真诚，务必回归生命的正道。要使仙人的教导不会损害我们，而我们也不要损害自己的心身，长住人间，不为虚妄和荒诞的东西所左右。

然而我说的这些，在人们看来不过是吃饭一样的平常事。我自己当然也清楚这是老生常谈。然而大多数人只知道吃过饭，却不知道这样吃的原因，知道这些老生常谈的道理，又不肯照着去做。因此那些久病不起，长年卧床，英年早逝的人，正是忽略了日常生活的修养，却又平地幻想自己成仙，轻视这些近在眼前的浅显道理而追求虚幻的空想。结果对于自己的身心究竟有什么益处呢？只是自己欺骗自己，最终一事无成。我岂敢要求人人都能理解我说的话，我只是相信自己罢了。

身心当知所损论

【原文】

高子曰：吾人一身，所藉三宝①具足。足则形生，失则形死。故修养之道，保全三者，可以长年。夫人一日之中，一家之事，应接无穷，而形劳百拙，起居不知节宣，万感不令解脱，乃恣意行为，尽力动荡，不知五脏六腑之精，所当珍惜，以养吾形；六欲七情之伤，所当远避，以安吾体。恃年力之壮，乃任意不以为劳，何知衰朽之因，死亡之速，由此而致？令人发槁形枯，蚕眠猬缩，欲求金石以起吾生，草木以活吾命，有是理哉？故当日用起居，喜怒哀乐，行住坐卧，视听笑谈，逐发②戒谨，则身无所损，元气日充，精神日足，彭铿比年，嵩乔同寿，敢曰迂妄以自欺哉？当与同志者，共守此道。

【注解】

①三宝：指精气神。

②发：比喻极细小，古代一种长度单位名称。

【译文】

高子说：我们的身体有精、气、神三宝就够了。三宝充足则形体相生，三宝损失则形体衰微。因此修养的道理，就是保全三宝，从而可以让人益寿延年。人在一日之中，一家的事务应接不暇，而形体操劳受损，起居生活又不懂节制和宣泄，各种情绪纠缠，并影响人的行为，整个身心都处在动荡之中，不知道五脏六腑的精气要好好珍惜，用以滋养我们的形体。七情六欲带来的伤害，应当远避，以安养我们的形体。如果自恃年轻力壮，任意而为，过度操劳，岂知衰老早死的原因，就是过于操劳所导致。把自己弄得发枯形槁，身体萎缩，看上去像春眠的蚕或是蜷缩的刺猬一样，再去企求以金石草药去拯救我们的生命，有这样的道理吗？因此，在日常生活中，喜怒哀乐、行走坐卧、言谈说笑等小事上，都应当谨慎适度，这样才不会让身体受到损伤。元气日渐充足，精神饱满，就能与彭铿、嵩乔一样长寿，这能说是沉醉在虚妄之中而自欺欺人吗？应当与志同道合的人，一起遵守这些养生之道。

饮食当知所损论

【原文】

高子曰：饮食所以养生，而贪嚼无忌，则生我亦能害我，况无补于生，而欲贪异味，以悦吾口者，往往隐祸不小。意谓一菜，一鱼，一肉，一饭，在士人则为丰具矣，然不足以充清歌举觞，金匏银席之宴。但丰五鼎而罗八珍，天厨之供亦隆矣，又何俟搜奇致远，为口腹快哉？吾意玉瓒琼苏与壶浆瓦缶，同一醉也；鸡跖熊蹯与粝饭藜蒸，同一饱也。醉饱既同，何以侈俭各别？人可不知福所当惜。况《物理论》曰："谷气胜元气，其人肥而不寿。"养性之术，当使谷气少，则病不生矣。谷气且然，矧①五味餍饫②，为五内害哉？

吾考禽兽谷食者宜人，此世之常品是也。若远方珍品，绝壑野味，恐其所食多毒，一时尚珍，其于人之脏腑宜忌，又未可晓。悦口充肠，何贵于此？故西方圣人，使我戒杀茹素③，岂果异道者哉？人能不杀则性慈而善念举，茹素则心情而肠胃厚，无嗔无贪，罔不由此。即宣尼恶衣恶食之戒，食无求饱之言，谓非同一道耶？

【注解】

①矧（shěn）：况且。
②五味餍饫（yànyù）：形容食物极丰盛。
③茹素：指不沾油荤，吃素的行为。

四气、五味与养生

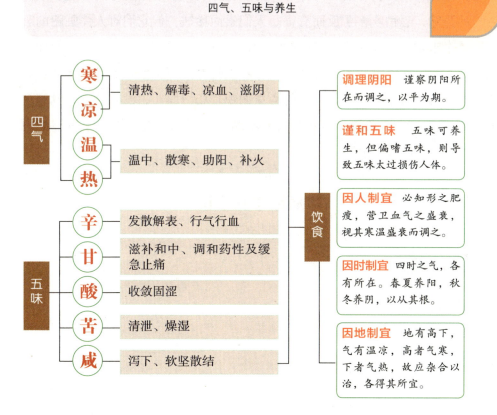

【译文】

高子说：饮食可以养生，然而贪吃无忌，那么有益于我们的东西也会加害于我们，更何况对生命并没有什么补益的东西呢，贪食奇珍异味，以图一饱口福的快活，往往会给自己带来不小的隐患。我认为，一菜，一鱼，一肉，一饭，已经是非常丰盛的了，尽管不是那么体面。可总有些人备足了名酒佳酿，山珍海味还不满足，还要搜罗一些奇奇怪怪的食品，以图口腹快感。我认为，玉壶中的美酒与瓦罐中的粗酿一样，都是为了一醉，鸡爪熊掌等珍馐与粗饭蔬菜，都是为了一饱，醉饱既然相同，为什么侈俭各异呢？难道不知道福分是应该珍惜的吗？况且《物理论》中说："体内的谷气胜于人的元气，人虽显得肥壮但寿命却并不高。"养生的方法，应当少摄谷气，这样就不会生病。谷气尚且会这样，更何况那些会让五脏受害的美食呢？

我考证过，其实普通的禽兽与谷物最能养人。如果是远方的珍馐，或深谷里的野味，恐怕吃多了反而有害。人们崇尚珍馐，但它们对人体脏腑的利弊还是个未知数。仅仅为了口腹的快活，又有什么益处呢？因此佛祖教导人们不要杀生，要吃素，难道是什么异端邪说吗？人不杀生，那么心地便会慈悲并产生善念善举，吃素能让人的心情愉悦且肠胃厚实，没有愤懑，没有贪欲，无不是由此而来的。因此僧人节衣缩食的戒律，饮食不追求过饱的说法，难过不是同一个道理吗？

却病延年六字诀

【原文】

其法以口吐鼻取。

【译文】

练习却病延年六字诀时，要以口吐气，以鼻吸气。

总　诀

【原文】

此行六字功夫秘要诀也。非此，六气行不到于本经，以此导之，若引经耳，不可不知。

肝若嘘时目睁精，肺知呬气手双擎。

心呵顶上连叉手，肾吹抱取膝头平。

脾病呼时须撮口，三焦客热①卧嘻宁。

【注解】

①客热：指外来的邪热之气。

【译文】

这是施行六字功夫的要领。如果不将总诀掌握的话，则六气就运行不到相应的经络。而按总决引导六气进入经络，自有事半功倍之妙，这一点初学者是不可不知的。

施行肝嘘气法时，眼睛要睁开；施行肺呬气法时，双手要举高。

施行心呵气法时，双手要交叉放于头顶；施行肾吹气法时，双手要抱膝与头平。

施行脾呼气法时，要紧紧闭上嘴；施行三焦嘻气法时，要平躺，这样外来的邪热之气就不会侵犯身体。

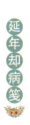

吹肾气诀

【原文】

肾为水病主生门,有疾尪羸①气色昏。
眉蹙耳鸣兼黑瘦,吹之邪妄立逃奔。

【注解】

①尪羸(wāng léi):指瘦弱之人。

【译文】

肾主水病,是人的命门所在,生病的时候会让人身体瘦弱,气色昏沉。出现眉头紧蹙、耳鸣,并且伴有皮肤发黑身体黑瘦的症状,用吹气法治疗,体内的邪毒就会立刻消失。

呵心气诀

【原文】

心源烦躁急须呵,此法通神更莫过。
喉内口疮并热痛,依之日下便安和①。

【注解】

①安和:指疾病痊愈后的状态。

【译文】

心中感到烦躁要立即用呵气法治疗,这种方法效果神奇但不要过度使用。

喉咙及口中有溃疡并伴有灼热痛感时,依照呵气法治疗几日就痊愈了。

嘘肝气诀

【原文】

肝主龙涂位号心,病来还觉好酸辛。
眼中赤色兼多泪,嘘之立去病如神。

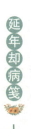

【译文】

肝与心相通,犯病的时候觉得口中发酸辛。
眼中红肿多泪,用嘘气法能立即祛除疾病,见效神速。

呬肺气诀

【原文】

呬呬数多作生涎,胸膈烦满①上焦痰。
若有肺病急须呬,用之目下自安然。

【注解】

①烦满:即烦闷。

【译文】

呬气的次数过多,口中就会多分泌唾液,导致胸闷心烦,上焦会被痰阻隔。

如果肺部有疾病时要立即用呬气法治疗,使用几日后身体就恢复健康了。

呼脾气诀

【原文】

脾宫属土号太仓,痰病行之胜药方。
泻痢肠鸣并吐水,急调呼字免成殃。

【译文】

脾属土又号太仓,如果痰湿疾病,用呼气法治疗胜过服用药物。

如果是腹泻、痢疾、肠鸣并伴有呕吐的症状,要立即调整呼气,以免造成更大的危害。

嘻三焦诀

【原文】

三焦有病急须嘻,古圣留言最上医。
若或通行去壅塞,不因此法又何知?

【译文】

三焦经有病时要立即用嘻气法治疗,古代圣贤留言这是最上等的医术。

用该法能够疏通经络祛除体内的壅塞,不按照此法来做你还准备用什么方法呢?

四季却病歌诀

【原文】

春嘘明目木扶肝,夏至呵心火自闲。
秋呬定收金肺润,肾吹唯要坎中安。
三焦嘻却除烦热,四季长呼脾化餐①。
切忌出声闻口耳,其功尤胜保神丹。

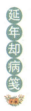

【注解】

①脾化餐:指脾脏运转良好,能正常消化食物。

【译文】

春天练习嘘气法能清肝明目,夏天练习呵气法能祛火宁心。

秋天练习呬气法能滋阴润肺,冬天练习吹气法能养肾固精。

练习嘻气法能祛除三焦经上的烦躁闷热,四季坚持练习呼气法能健脾助消化。

练习的时候切忌发出声音,这样其功效就能胜过神丹妙药。

养心坐功法

【原文】

时正坐,以两手作拳,用力左右互相虚筑①,各六度,又以一手按腕上,一手向上拓空如重石。又以两手相叉,以脚踏手中各五六度。能去心胸间风邪诸疾。关气为之良久,闭目,三咽,三叩齿而止。

【注解】

①筑:打,击。

【译文】

练功时正坐,两手握拳,左右用力相互虚击,各六次,再将一手按另一手的手腕之上,另一只手向上托起,就如同举起沉重的石头。再以两手交互相叉,以双脚踏于手中,左右各五六次。这样便能祛除心胸间的风邪等多种疾病。练功完毕时要闭气一段时间,同时闭上眼睛,将口中的津液分三次咽下,再叩齿三次后才算结束。

养肝坐功法

【原文】

时正坐,以手两相重,按髀下,徐捩①身,左右各三五度。又以两手拽相叉,翻覆向胸三五度。此能去肝家积聚风邪毒气,余如上。

【注解】

①捩(liè)：扭转。

【译文】

练功时正坐，以两手重叠按压大腿，慢慢地扭转身体，左右各三到五次。再让两手十指相叉，掌心向前推，而后再翻过来向胸前收回，像这样做三至五次。这样做可以疏肝理气、祛除风邪毒气，其余的和养心坐功法一样。

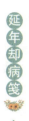

养胆坐功法

【原文】

时平坐，合两脚掌，昂头，以两手挽脚腕起，摇动，为之三五度。以两手拓地，举身努①腰脊三五度。能去胆家之风毒邪气。余如上止。下同。

【注解】

①努：突出，撅着。

【译文】

练功时平坐，合上两脚掌，头昂起，以两手挽起脚踝摇动，前后三到五次。再以两手撑地，撅着腰，将身体举起来三到五次，这样做可以祛除胆中的风毒邪气。其余的和上面一样，下面的也是如此。

养脾坐功法

【原文】

时正坐，伸一脚，屈一脚，以两手向后反掣，各三五度。又行跪坐，以两手据地，回头用力虎视，各三五度。能去脾脏积聚风邪，喜食。

【译文】

练功时正坐，让一条腿伸直，另一条腿弯曲，以两手向身后反拉，左右两脚分别反拉三到五次。然后再跪着坐，以两手按地，两眼用力回头虎视，左右各三到五次。这样做可以祛除脾脏积聚、风邪，并且能让人胃口大开。

养肺坐功法

【原文】

时正坐，以两手据地，缩身曲脊，向上三举，去肺家风邪积劳。又行反拳捶脊上，左右各三五度。此法去胸臆间风毒。闭气为之良久，闭目咽液，三叩齿为止。

【译文】

练功时正坐，以两手撑地，蜷着身子，弯曲脊背，向上做三次撑举，以祛除肺脏系统的风邪积劳之病。再用拳头敲打脊背左右部位，各三到五次。这样做可以祛除胸中的风毒。练功完毕后，要闭气一段时间，同时闭目咽津，叩齿三通之后结束。

养肾坐功法

【原文】

时正坐,以两手止从耳左右引胁三五度,可挽臂向空抛射,左右同,挒^①身三五度。更以足前后逾,左右各十数度。能去腰肾膀胱间风邪积聚。余如上法。

凡欲修养,须静室焚香,顺温凉之宜,明燥湿之候。每夜半后生气时,或五更睡觉,先呵出腹内浊气,或一九止,或五六止,定心闭目,叩齿至十六通,以集心神。然后以拇指背拭目大小眦九过,兼按鼻左右七过。以两手摩令极热,闭口鼻气,然后摩面,不计遍数,为真人起居法。次以舌抵上腭,漱口中内外津液满口,作三咽下,令入胃中存,胃神承之。如此作为,是三度九咽,庶得灌溉五脏,光泽面目,极有效验,不可轻忽。

余意^②六字之法,某脏有病,当以某字治之,不必俱行,恐伤无病之脏,当酌量以行可也。然呵字一法,心脏热者,秋冬睡醒,当呵出三五口,以去五脏壅气,此又不可废者。

【注解】

①挒(liè):同"捩",扭转。
②意:料想。

【译文】

练功时正坐,两手从耳朵左右引向胸胁各三到五次,可挽起手臂向空中做抛射的动作,左右相同,再慢慢转身三到五次。而后将两脚前后左右各抬起十数次,这样能祛除腰肾膀胱间的积聚、风邪。其余的和上面一样。

凡是打算修身养性的人,必须选择很静谧的房子,同时要点上香,房间应温和凉爽,并注意干燥以及潮湿的气候。每天夜半之后阳气生发时,

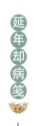

或是五更睡醒后，应首先呵出腹内的浊气，或呵九次，或呵五六次，此时平心静气，闭上眼睛，叩齿十六通，这样可使心神集中。然后用拇指背部擦拭眼角（四角都擦），各九遍，同时还要稍微用力按摩鼻子左右两侧，各七遍。再使两手相互摩擦，至极热时，闭住口鼻之气，将热手反复摩面，不用计遍数，这就是真人的起居养生法。最后再用舌头抵住上腭，漱出满口津液，分三次咽下，使其存入胃中，让胃神承受。按照这种方法，前后三次，吞咽津液九次，这样能够灌溉五脏，而且能让面目有光泽，这种方法极效验，不可轻视。

我认为，用六字法治病应该有的放矢，某一脏腑有病应按照某一字诀治疗，不必全都用上，以免伤害无病的脏腑，这一点应当引起注意。但唯独呵字一法，如心脏发热的人可在秋冬二季睡醒之后，每日呵气三到五次，这样能祛除五脏之中的壅气。故这种呵气法可以常做，不可随意废弃。

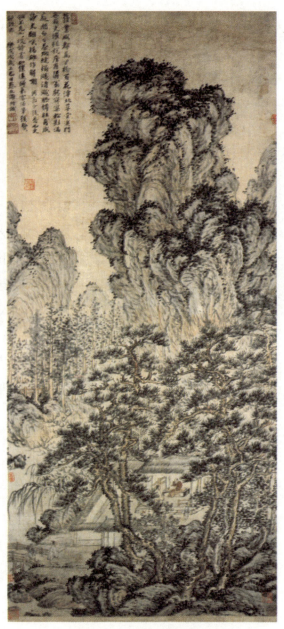

谢缙　**潭北草堂图**

饮馔服食笺

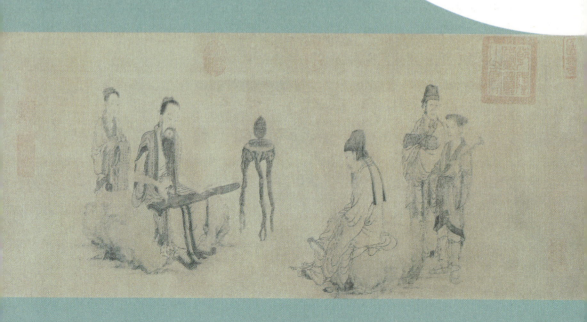

茶 泉 类

论茶品

【原文】

茶之产于天下多矣！若剑南有蒙顶石花，湖州有顾渚紫笋，峡州有碧涧明月，邛州有火井思安，渠江有薄片，巴东有真香，福州有柏岩，洪州有白露，常之阳羡，婺之举岩，丫山之阳坡，龙安之骑火，黔阳之都濡高株，泸州之纳溪梅岭。之数者，其名皆着。品第之，则石花最上，紫笋次之，又次则碧涧明月之类是也。惜皆不可致耳。若近时虎丘山茶，亦可称奇，惜不多得。若天池茶，在谷雨前收细芽，炒得法者，青翠芳馨，嗅亦消渴。若真岕茶，其价甚重，两倍天池，惜乎难得，须用自己令人采收方妙。又如浙之六安，茶品亦精，但不善炒，不能发香而色苦，茶之本性实佳。如杭之龙泓(即龙井也)，茶真者，天池不能及也。山中仅有一二家，炒法甚精。近有山僧焙者亦妙，但出龙井者方妙。而龙井之山，不过十数亩，外此有茶，似皆不及，附近假充，犹之可也。至于北山西溪，俱充龙井，即杭人识龙井茶味者亦少，以乱真多耳。意者，天开龙井美泉，山灵特生佳茗以副之耳。不得其远者，当以天池龙井为最。外此，天竺、灵隐为龙井之次[①]。临安、于潜生于天目山者，与舒州同，亦次品也。

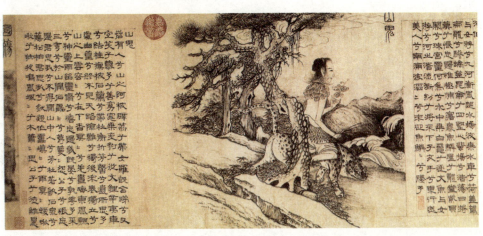

茶自浙以北皆较胜，惟闽广以南，不惟水不可轻饮，而茶亦宜慎。昔鸿渐未详岭南诸茶，乃云岭南茶味极佳，孰知岭南之地，多瘴疠之气，染着草木，北人食之，多致成疾，故当慎之。要当采时，待其日出山霁，雾瘴山岚收净，采之可也。

茶团茶片皆出碾硙②，大失真味。茶以日晒者佳甚，青翠香洁，更胜火炒多矣。

【注解】

①饮：此处疑为"次"之笔误。
②碾硙（niǎn wèi）：利用水力启动的石磨。

【译文】

天下产茶的地方真是太多了！如剑南有蒙顶石花茶，湖州有顾渚紫笋茶，峡州有碧涧明月茶，邛州有火井思安茶，渠江有薄片茶，巴东有真香茶，福州有柏岩茶，洪州有白露茶，常州有阳羡茶，婺源的举岩茶，丫山的阳坡茶，龙安的骑火茶，黔阳的都濡高株茶，泸州的纳溪梅岭茶。以上这些都很著名。如果要品评它们的品质味道，那么蒙顶石花茶是最上品，其次是顾渚紫笋茶，然后才是碧涧明月之类。可惜的是这些名茶现在都难以获得。像近来的虎丘山茶，也可以称为奇品，可惜却没有多少了。像天池茶，在谷雨节前采细芽，如果炒制得当，便会青翠芳馨，即使是闻一闻也可以消除干渴。像真正的岕茶，价格很贵，是天池茶的两倍，但可惜也难以得到，还是自己让人采收的才好。又如浙江的六安茶，茶品也是很好的，但是如果炒制不佳，不仅不会散发香味，味道还会发苦，但茶的本性实在是好。再如杭州的龙泓茶（即龙井），如果是真品，就是天池茶也远远不及，只是山中仅有一二户人家懂得精妙的炒茶方法，如今有些和尚采用焙茶的办法也非常精妙，但也应该是龙井茶才可焙出好味，而龙井山方圆不过十几亩，十几亩之外虽也有茶，但似乎都不及龙井。附近的茶冒充龙井，尚且说得过去。至于

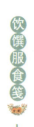

北山西溪一带的茶都来冒充龙井，即使是杭州人，真正能识别龙井茶味的人也很少，因此以假乱真的茶就变多了。大概是因为上天开辟了龙井美泉，因此山灵便特别生长出佳茗以辅衬上天美意吧。一般来说，不论远近，应该以天池龙井为最好。除此之外，天竺、灵隐一带的龙井茶次之，临安、於潜等生于天目山上的茶，和舒州的一样，也是次品。

在浙江以北产的茶都比较佳美，唯独闽广以南，不仅水不可以随便饮用，饮用当地的茶也应该慎重。过去陆鸿渐不太清楚岭南的各种茶类，于是便说岭南的茶味极好，哪知岭南地域多有瘴疠之气，这种气息沾染在草木上，北方人如果吃了，很多人会染上疾病，因此一定要小心。要想采茶，应该等日出之后，雾气散净时才可以开始。

茶团茶片都是经过水磨制成的，茶味就会大打折扣。茶以日晒为好，色泽青翠，味道香洁，比用火炒制的强多了。

采 茶

【原文】

团黄有一旗一枪之号，言一叶一芽也。凡早取为茶，晚取为荈①。谷雨前后收者为佳，粗细皆可用。惟在采摘之时，天色晴明，炒焙适中，盛贮如法。

【注解】

①荈（chuǎn）：指采摘时间较晚的茶。

【译文】

团黄有一旗一枪的说法，实际上就是指一叶一芽。采摘时间较早的称为茶，采摘时间较晚的称为荈芛。谷雨节前后采收的茶最好，粗细都可以用。

只是要求在采摘之时,必须天色晴朗,炒焙时火候适中,收贮时湿燥适宜。

藏　茶

【原文】

茶宜箬叶而畏香药,喜温燥而忌冷湿。故收藏之家,以箬叶封裹入焙中,两三日一次。用火当如人体温,温则去湿润,若火多,则茶焦不可食矣。

又云:以中坛盛茶,十斤一瓶,每年烧稻草灰,入大桶,茶瓶坐桶中,以灰四面填满,瓶上覆灰筑实。每用拨灰开瓶,取茶须少,仍复覆灰,再无蒸坏。次年换灰为之。

又云:空楼中悬架,将茶瓶口朝下放,不蒸原蒸,自天而下,故宜倒放。

若上二种芽茶,除以清泉烹外,花香杂果,俱不容入。人有好以花拌茶者,此用平等细茶拌之,庶茶味不减,花香盈颊,终不脱俗。如橙茶、莲花茶,于日未出时,将半含莲花拨开,放细茶一撮,纳满蕊中,以麻皮略絷,令其经宿。次早摘花倾出茶叶,用建纸包茶,焙干。再如前法,又将茶叶入别蕊中,如此者数次,取其焙干收用,不胜香美。

木樨、茉莉、玫瑰、蔷薇、兰蕙、橘花、栀子、木香、梅花皆可作茶。诸花开时,摘其半含半放蕊之香气全者,量其茶叶多少,摘花为拌。花多则太香而脱茶韵,花少则不香而不尽美,三停①茶叶一停花,始称。假如木樨花,须去其枝蒂及尘垢虫蚁,用磁罐②,一层花,一层茶,投间至满,纸箬絷固,入锅,重汤③煮之,取出待冷,用纸封裹,置火上焙干收用。诸花仿此。

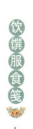

【注解】

①三停:将总数分成几份,其中的一份叫一停。

②磁罐：即瓷罐，后文中"磁砂""磁壶""磁器""磁坛"等亦同。
③重汤：即隔水蒸。

【译文】

茶叶适宜用箬叶包裹，最忌讳用香药，喜温暖干燥的环境，最忌讳阴冷潮湿的环境。因此收藏茶叶的人家，都是将茶叶用箬叶封裹后再焙烤，每隔两三天焙烤一次，用火的温度不可太高，一般与人的体温差不多，这样可以去除茶叶的湿气，如果火温太高，那么茶叶就会被焙焦而无法饮用。

也有一种说法：用中等的坛子盛茶，十斤一坛，将每年烧的稻草灰放到一大桶里，让茶瓶坐于桶中，用稻草灰将茶瓶四周围住，瓶上也用灰盖紧。每次需要时便把灰拨开，打开瓶盖，取出茶叶后，仍恢复原状，这样茶叶才不致蒸坏。一年之后，再换稻灰一次。

还有一种说法：在空楼中悬一个瓶架，将茶瓶套在架子里，瓶口朝下，茶叶就不会受潮，因为蒸气是从天而降的，因此适宜倒放。

像上面这两种芽茶，除用清泉水烹煮之外，香花和杂果都不可以混放入。有些人喜欢以花拌茶，用与花等量的细茶来拌入，虽说茶味不至减去多少，但花香盈颊，到底有不脱俗之嫌。比如橙茶、莲花茶，在太阳还没有升起时，将半开的莲花拨开，放一撮细茶于花蕊里，用麻皮绳略微捆束，过一晚之后，第二天早晨摘下莲花倒出茶叶，用建纸包好焙干。再按前面的方法，将茶叶放到别的花蕊中，这样几次之后，将茶叶焙干收用，十分香美。

木樨、茉莉、玫瑰、蔷薇、兰蕙、橘花、栀子、木香、梅花都可以做茶。这些花开放时，摘下其中半开半合的花蕊，根据茶叶多少，摘花拌茶。如拌入的花太多便会失脱茶的韵味，花太少香味就会不足，进而不尽完美，三停茶叶一停花，才算适宜。如果用木樨花，必须先去掉枝蒂、尘垢和虫蚁，一层花一层茶地放到瓷罐里，瓷罐被一层一层地放满后，再用纸及箬叶包好捆牢，然后放入锅里隔水蒸，再取出瓷罐冷却后，再用纸包裹好，放火上焙干收用，其他花类都可以仿照这个方法。

煎茶四要

【原文】

一择水。凡水泉不甘,能损茶味,故古人择水最为切要。山水上,江水次,井水下。山水,乳泉漫流者为上,瀑涌湍激勿食,食久令人有颈疾。江水,取去人远者。井水,取汲多者,如蟹黄浑浊咸苦者,皆勿用。若杭湖心水,吴山第一泉,郭璞井,虎跑泉,龙井,葛仙翁井,俱佳。

二洗茶。凡烹茶,先以热汤洗茶叶,去其尘垢冷气,烹之则美。

三候汤。凡茶须缓火炙,活火煎。活火,谓炭火之有焰者。当使汤无妄沸,庶可养茶。始则鱼目散布,微微有声;中则四边泉涌,累累连珠;终则腾波鼓浪,水气全消,谓之老汤。三沸之法,非活火不能成也。最忌柴叶烟熏煎茶,若然,即《清异录》云五贼六魔汤也。

凡茶少汤多则云脚散,汤少茶多则乳面聚。

四择品。凡瓶要小者,易候汤,又点茶注汤相应。若瓶大啜存停久,味过则不佳矣。茶铫、茶瓶,磁砂为上,铜锡次之。磁壶注茶,砂铫①煮水为上。《清异录》云:"富贵汤,当以银铫煮汤,佳甚,铜铫煮水,锡壶注茶次之。"

茶盏惟宣窑坛盏为最,质厚白莹,样式古雅,有等宣窑印花白瓯,式样得中,而莹然如玉。次则嘉窑心内茶字小盏为美。欲试茶色黄白,岂容青花乱之?注酒亦然。惟纯白色器皿为最上乘品,余皆不取。

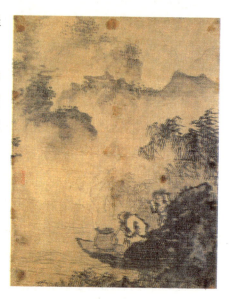

【注解】

①铫(diào):一种煮茶器,带柄、有嘴。

【译文】

第一是选择水源。如果煎茶之水无甘甜之味,便会减损茶味,因此古人择水最是要紧的事情。第一是山水,其次是江水,最后才是井水。而山水中,从石钟乳上漫流的为好。瀑布水和湍流的水不要饮用,这种水会使人患上颈部疾病。江水,要取远离村寨的。至于井水,应取有很多人都用的井水,如果水中有蟹黄样的浑浊,口味咸苦的,都不要饮用。像杭州西湖中的湖心处、吴山的第一泉、郭璞井、虎跑泉、龙井、葛仙翁井中的水,都是很不错的。

第二是洗茶。每次烹茶之前,都要先用热水清洗茶叶,洗去其尘垢冷气,这样烹出的茶才会味美。

第三是烹煮茶汤。但凡煮茶,应以小火慢熬,活火煎煮。所谓活火,即是指有火焰的炭火。应该让水不要过于滚沸,差不多滚时便可泡茶。开始时,有像鱼目一样的水泡冒出,并微微有声,过一会儿,水的周边会像泉涌一般,气泡首尾相连好像累累连珠,最后水会如腾波鼓浪一般,水中的气泡全消失了,这便是被人称道的老汤。这种三沸老汤,不是活火就不能煮出来。最忌讳用柴火树叶来烟熏煎茶,如果这样做了,便成为《清异录》中所记载的五贼六魔汤了。

如果茶少水多,茶叶就会散开;水少茶多,茶汤的乳面就会聚合在一起。

第四是选择茶具。一般来说,茶瓶要稍小才好,这样便于候汤,而且也便于下茶加水。如果水瓶太大,茶水存留得太久,茶味一过,就不好了。茶铫、茶瓶,以瓷砂最好,其次是铜锡。而用瓷壶注茶,砂铫烧水为最好,《清异录》中说:"富贵汤,应该以银铫煮汤才最好不过,用铜铫烧水,锡壶注茶就显得差些了。"

茶盏只有宣窑所出最好,质地厚实、色白晶莹,样式古典高雅。有一种宣窑出的印花白瓯,样式中规中矩,而且光洁如玉。其次则算嘉窑产的内刻茶字的小杯了。想观察茶色的黄白,怎么能让青花来间杂其间呢?注酒也是同样道理。只有纯白色器皿为最上乘品,其他的都不宜用。

试茶三要

【原文】

一涤器。茶瓶茶盏茶匙生鉎^①，至损茶味，必须先时洗洁则美。

二熻^②盏。凡点茶，先须熻盏令热，则茶面聚乳，冷则茶色不浮。

三择果。茶有真香，有佳味，有正色。烹点之际，不宜以珍果香草杂之。夺其香者，松子、柑橙、莲心、木瓜、梅花、茉莉、蔷薇、木樨之类是也。夺其味者，牛乳、番桃、荔枝、圆眼、枇杷之类是也。夺其色者，柿饼、胶枣、火桃、杨梅、橙橘之类是也。凡饮佳茶，去果方觉清绝，杂之则无辨矣。若欲用之，所宜核桃、榛子、瓜仁、杏仁、榄仁、栗子、鸡头^③、银杏之类，或可用也。

【注解】

①鉎（shēng）：同"铁"，生锈。

②熻（xié）：烤。

③鸡头：指芡实，为睡莲科植物芡的干燥成熟种仁。

【译文】

第一是洗茶具。茶瓶、茶杯、茶匙如果生锈，能使茶味受损，用之前必须洗涤洁净，这样才能保证茶味的鲜美。

第二是热茶盏。每次泡茶前，应该先将茶盏加热，这样茶叶才会在表面积聚一团乳状，杯子若是凉的，茶色就不会浮现出来。

第三是选茶果。茶本身有自己独特的正色、真香、佳味，因此在烹煮时，其他的珍果香草不适宜夹杂在茶里。松子、柑橙、莲心、木瓜、梅花、茉莉、蔷薇、木樨之类会夺走茶叶的香气；牛奶、番桃、荔枝、龙眼、枇杷之类会夺走茶叶的味道；柿饼、胶枣、火桃、杨梅、橙橘会破坏茶叶的颜色。因此饮好茶时，不用果子才可觉察茶的清绝，夹杂在一起就分辨不出来了。如果实在要用一些，则应该选择核桃、榛子、瓜子仁、杏仁、橄榄仁、栗子、芡实、银杏之类。

茶 效

【原文】

人饮真茶，能止渴消食，除痰少睡，利水道，明目益思（出《本草拾遗》），除烦去腻。人固不可一日无茶，然或有忌而不饮。每食已，辄以浓茶漱口，烦腻既去，而脾胃不损。凡肉之在齿间者，得茶漱涤之，乃尽消缩，不觉脱去，不烦刺挑也。而齿性便苦，缘此渐坚密，蠹毒[1]自已矣。然率用中茶（出苏文）。

【注解】

[1]蠹（dù）：蛀蚀器物的虫子。

【译文】

人饮用真正的好茶，能止渴消食，除痰减少睡意，也能利尿，明目，让人思维敏捷（出自《本草拾遗》），除烦去腻。人原本就应每天喝点茶的，不过有的人会因为有忌讳而不饮用。每次吃完饭之后，就用浓茶漱口，既可漱去口中的油腻，而对脾胃也不会有什么损害。凡是有什么肉屑夹在牙齿间的，用茶水漱洗后，就会全部消缩，不知不觉中自然就掉了，这就没有了用牙签挑剔的麻烦。因牙齿生来就爱苦味，这样一来牙齿也会渐渐坚固，各种牙病也将随之痊愈了。当然，漱口大多数时候用的都是中等茶（出自苏文）。

汤 品 类

黄梅汤

【原文】

肥大黄梅蒸熟去核净肉一斤[①],炒盐三钱,干姜末一钱半,紫苏二两,甘草、檀香末随意,拌匀,置磁器中晒之,收贮,加糖点服。夏月调水更妙。

【注解】

①一斤:配方中的一斤为十六两,半斤为八两,下文同。

【译文】

取又肥又大的黄梅,蒸熟后去核,净梅肉一斤,炒制的食盐三钱,干姜末一钱半,紫苏二两,适量的甘草、檀香碾成粉末,一起拌匀,放入瓷器中晒干后收藏。服用时加一点糖。夏天调服效果最好。

凤池汤

【原文】

乌梅去仁留核一斤,甘草四两,炒盐一两,水煎成膏。

一法:各等分三味,杵为末,拌匀,实按入瓶。腊月或伏中合,半年后焙干为末,点服。或用水煎成膏亦可。

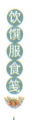

【译文】

选取去核留仁的乌梅一斤，甘草四两，炒制的食盐一两，水煎成膏。

另外一种制法是：上面三种原料等份，捣为末，拌匀放入瓶中（按紧）。要在十二月或者伏天里制作，半年以后，取出焙干成粉末，用水冲服，也可以直接用水煎成膏。

橘 汤

【原文】

橘一斤，去壳与中白穰膜，以皮细切，同橘肉捣碎，炒盐一两，甘草一两，生姜一两，捣汁和匀。橙子同法。曝干，密封，取以点汤服之，妙甚。

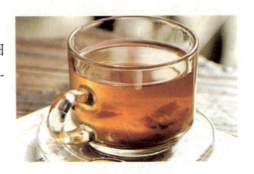

【译文】

取橘子一斤，去掉外皮及里面的白色穰膜，将橘皮切碎，连同橘肉一起捣碎。再加入炒制的食盐一两，甘草一两，生姜一两，捣成汁状和匀之后置于太阳底下曝干，密封。用时用开水冲调，功效妙不可言。

杏 汤

【原文】

杏仁不拘多少，煮，去皮尖，浸水中一宿。如磨绿豆粉法，挂去水，或加姜汁少许，酥蜜点。又，杏仁三两，生姜二两，炒盐一两，甘草为末一两，同捣。

【译文】

杏仁可多可少,水煮后去掉皮尖,再置于水中浸泡十小时左右。磨时用磨绿豆粉的方法,去水之后加少许姜汁、酥蜜,用水冲服。还有一种制法是:用杏仁三两,生姜二两,炒制的食盐一两,甘草(碾为末)一两,放在一起捣碎。

茴香汤

【原文】

茴香、椒皮六钱,炒盐二钱,熟芝麻半升,炒面一斤,同为末,热滚汤点服。

【译文】

选用茴香、椒皮六钱,炒制的食盐二钱,熟芝麻半升,炒面一斤,一起捣碎为末,用开水冲服。

梅苏汤

【原文】

乌梅一斤半,炒盐四两,甘草二两,紫苏叶十两,檀香半两,炒面十二两,均和点服。

【译文】

用一斤半乌梅,四两炒制的食盐,二两甘草,十两紫苏叶,半两檀香,

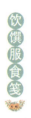

十二两炒面，一同和后，用水冲服。

须问汤

【原文】

东坡居士歌括云："二钱生姜干用。一升枣，干用，去核。二两白盐炒黄。一两草，炙去皮。丁香木香各半钱，酌量陈皮一处捣。去白。煎也好，点也好，红白容颜直到老。"

【译文】

东坡居士的歌中说："选二钱生姜（晒干用），一升枣（晒干用，去核），二两白盐（炒黄），一两甘草（烤制后去皮），丁香木香各半钱，再酌情添加适量的陈皮后（去白），一块捣碎。不管是煎服，还是用水冲服，都能保证容光焕发直到年老。"

凤髓汤

【原文】

润肺，疗咳嗽。

松子仁、胡桃肉（汤浸去皮），各用一两，蜜半两。

上件研烂，次入蜜和匀。每用，沸汤点服。

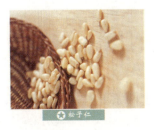
松子仁

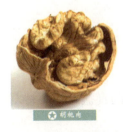
胡桃肉

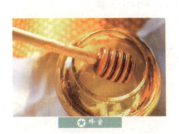
蜂蜜

【译文】

该汤有润肺，治疗咳嗽的功效。

取松子仁、胡桃肉各一两，水浸去皮，蜂蜜半两。

将前二种一起研碎后再入蜂蜜和匀。用时，开水冲服。

醍醐汤

【原文】

止渴生津。乌梅一斤（捶碎，用水两大碗同熬作一碗，澄清，不犯铁器），缩砂二两（研末），白檀末一钱，麝香一字①，蜜三斤。

将梅水、缩砂、蜜，三件一处，于砂石器内熬之，候赤色为度。冷定，入白檀、麝香。每用一二匙点汤服。

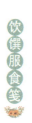

【注解】

①一字：中医药剂量。用唐代"开元通宝"钱币（币上有"开元通宝"四字分列四周）抄取药末，填去一字之量，即一钱币的四分之一量。

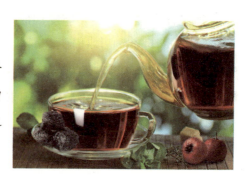

【译文】

该汤有止渴生津的功效。取一斤乌梅，捶碎，用两大碗水煎至一碗后澄清（忌铁器），二两缩砂研末，一钱白檀末，一字麝香，三斤蜂蜜。

将乌梅水、缩砂、蜜放在一起，用砂、石器煎熬至红色为度。冷却后加入白檀、麝香。用时取一二匙，用热水冲服。

香橙汤

【原文】

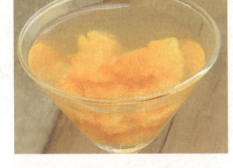

宽中,快气,消酒。

大橙子二斤(去核,切作片子,连皮用),生姜一两(切半分片子焙干),檀香末半两,甘草末一两,盐三钱。

上二件,用净砂盆内碾烂如泥。次入白檀末、甘草末,并和做饼子,焙干,碾为细末。每用一钱,沸汤点服。

【译文】

该汤宽中、通气、解酒。

取二斤大橙子去核,连皮切成片,一两生姜切成半片子后烘干,半两檀香末,一两甘草末,三钱盐。

先将橙子片和姜片放入干净的砂盆内碾烂如泥,再加入檀香末和甘草末,搅和制成饼子,烘干后碾成细末,每次一钱,开水冲服。

解酲[①]汤

【原文】

中酒后服。

白茯苓一钱半,白豆蔻仁五钱,木香三钱,橘红一钱半,莲花青皮一分,泽泻一钱,神曲一钱(炒黄),缩砂三钱,葛花半两,猪苓一钱半(去黑皮),干姜一钱,白术二钱。

上为细末和匀,每服二钱,白汤调下。但得微汗,酒疾去矣,不可多食。

【注解】

①酲（chéng）：喝醉后神志不清的样子。

【译文】

该汤适宜在酒醉后服。

白茯苓一钱半，白豆蔻仁五钱，木香三钱，橘红一钱半，莲花青皮一分，泽泻一钱，神曲一钱（炒黄），缩砂三钱，葛花半两，猪苓一钱半（去黑皮），干姜一钱，白术二钱。

将以上十二味碾为细末和匀，一次服二钱，白开水调下。患者服下后如出现微汗，就说明醉酒的症状已经缓解。但要注意此汤不可多服。

木瓜汤

【原文】

除湿，止渴，快气。

干木瓜（去皮净）四两，白檀五钱，沉香三钱，茴香（炒）五钱，白豆蔻五钱，缩砂五钱，甘草一两半，干生姜半两。

上为极细末，每用半钱，加盐，沸汤点服。

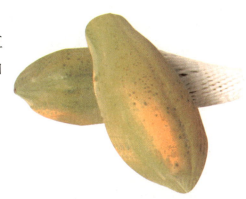

【译文】

该汤除湿，止渴，通气。

四两干木瓜洗净去皮，五钱白檀，三钱沉香，炒茴香五钱，白豆蔻五钱，缩砂仁五钱，甘草一两半，干生姜半两。

将以上几味碾成极细的粉末，用时每次半钱，加点盐调味，开水冲服。

乌梅汤

【原文】

白糖二斤，大乌梅肉五两（用汤蒸去涩水），桂末少许，生姜丝少许，甘草少许。

上将糖与乌梅肉等捣烂，以汤调用。

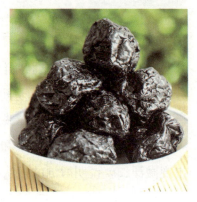

【译文】

白糖二斤，大乌梅肉五两（用汤蒸去涩水），桂末少许，生姜丝少许，甘草少许。

将糖与乌梅肉等捣烂，用开水调服。

桂花汤

【原文】

桂花（焙干为末）四两，干姜少许，甘草少许。

上为末，和匀，量入盐少许，贮磁罐中，莫令出气。时常用，白汤点服。

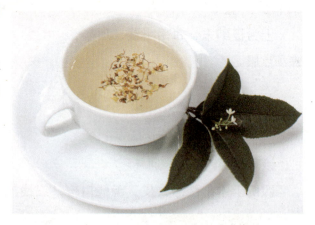

【译文】

桂花四两烘干研成粉末，干姜、甘草适量。

将上三味研成粉末后和匀，放少许盐，贮藏于瓷罐中，确保密封不透气。可以经常服用，白开水冲服即可。

绿豆汤

【原文】

将绿豆淘净下锅，加水，大火一滚，取汤停冷，色碧，食之解暑。如多滚则色浊，不堪食矣。

【译文】

将绿豆淘洗干净，放入锅里，加水，用大火烧滚后停火凉凉，待颜色碧绿时服用，可以解暑。要注意的是烧这种汤时不可让汤滚得太久，否则汤的颜色混浊，就不能饮服了。

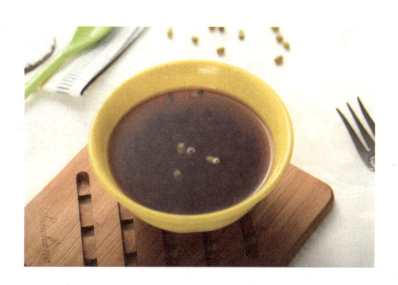

熟 水 类

紫苏熟水

【原文】

取叶,火上隔纸烘焙,不可翻动,候香收起。每用,以滚汤洗泡一次,倾去,将泡过紫苏入壶,倾入滚水。服之能宽胸导滞。

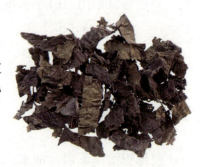

【译文】

先采回紫苏叶,放在火上,烘焙时隔一层纸,不能翻动,等香气散出后收起。使用时,先用开水洗浸泡一次,再将洗泡过的紫苏叶放入壶中,倒入开水,服这种水可以宽胸导滞。

沉香熟水

【原文】

用上好沉香一二小块,炉烧烟,以壶口覆炉,不令烟气旁出。烟尽,急以滚水投入壶内,盖密。泻服。

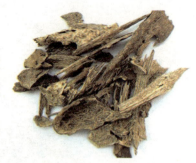

【译文】

用上好沉香一二小块放入壶里,然后将炉火点燃,有烟出时用壶口盖着火炉,不让烟气从周围散出。烟尽之后,马上将滚水倒入壶中并密封,然后倒出来服用。

砂仁熟水

【原文】

用砂仁三五颗，甘草一二钱，碾碎入壶中，加滚汤泡上。其香可食，甚消壅膈，去胸膈瘀滞。

【译文】

将砂仁三至五颗，甘草一至二钱，一同碾碎放到壶里，加适量开水泡上。所得砂仁熟水香气宜人，对消壅膈，去胸膈瘀滞效果明显。

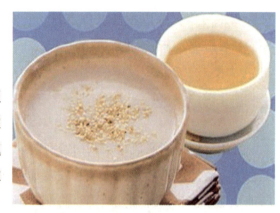

豆蔻熟水

【原文】

用豆蔻一钱，甘草三钱，石菖蒲五分，为细片，入净瓦壶，浇以滚水，食之如味浓，再加热水可用。

【译文】

选用豆蔻一钱，甘草三钱，石菖蒲五分，分别切成细片，放入洗净了的瓦壶中，然后将开水淋下，便可以服用了。服饮时如感觉味道太浓，则可以再加一些开水冲淡。

桂　浆

【原文】

官桂一两为末，白蜜二碗，先将水二斗煮作一斗多，入磁坛中，候冷，入桂、蜜二物，搅三百余遍。初用油纸一层，外加绵纸数层，密封坛口五七日，其水可服。或以木楔坛口密封，置井中三五日，冰凉可口。每服一二杯，祛暑解烦，去热生凉，百病不作。

【译文】

选用官桂一两研成粉末，白蜜两碗。先将清水二斗煮成一斗，然后到入瓷坛中，等水冷却后，把官桂和白蜜加进去，反复搅动三百来遍。然后用一层油纸盖住坛口，外加几层绵纸将坛子口封闭，等五至七天后就可以取出服用了。或者用木楔密封坛口，放在水井里三至五天，这样冰凉可口。每次服用一二杯为宜，有祛暑解烦，去热生凉的功效，而且可以预防百病。

香橼汤

【原文】

用大香橼不拘多少，以二十个为规，切开，将内瓤以竹刀刮出，去囊袋并筋收起。将皮刮去白，细细切碎，笊篱热滚汤中焯一二次，榨干收起，入前瓤内。加炒盐四两，甘草末一两，檀香末三钱，沉香末一钱，不用亦可，白豆仁末二钱和匀，用瓶密封，可久藏。每用以箸挑一二匙，冲白滚汤服。胸膈胀满、膨气，醒酒化食，导痰开郁，妙不可言。不可多服，恐伤元气。

【译文】

大香橼多少不限,但应以二十个为一组,切开后,用竹刀刮掉内瓤,将囊袋和筋收好,皮上那层白色也要刮掉,再细细切碎,用笊篱放进滚水中焯一两次,榨干后收起放到前面收好的瓢内,再加炒制的食盐四两,甘草末一两,檀香末三钱,沉香末一钱,白豆仁末二钱,和匀后装瓶密封,可以长期贮藏。用时用筷子挑一二匙,白开水冲服。可治疗胸膈胀满、膨气,有醒酒化食、导痰开郁的功效。要注意的是这种香橼汤不能服饮过多,以免损伤元气。

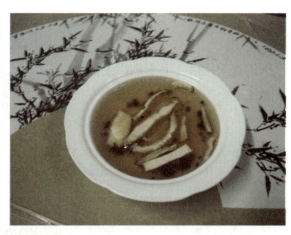

粥糜类

芡实粥

【原文】

用芡实去壳三合,新者研成膏,陈者作粉,和粳米三合,煮粥食之。益精气,强智力,聪耳目。

【译文】

将三合芡实去壳,鲜的研成膏,陈的碾末,和三合粳米煮粥食用。该粥有益精气、强智力、聪耳目之功效。

莲子粥

【原文】

用莲肉一两,去皮煮烂细捣,入糯米三合,煮粥食之,治同上。

【译文】

用一两莲肉,去皮后煮烂,再捣碎,加入三合糯米煮粥。经常食用也有益精气、强智力、聪耳目之功效。

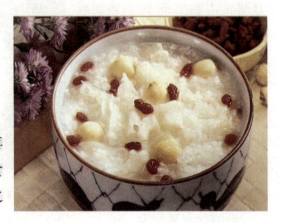

竹叶粥

【原文】

用竹叶五十片,石膏二两,水三碗煎至二碗。澄清去渣,入米三合煮粥,入白糖一二匙食之。治膈上风热,头目赤。

【译文】

用五十片竹叶,二两石膏,三碗水,煎成两碗,澄清后去渣。然后放三合米于此水中煮粥,粥成后加一二匙白糖。此粥可治膈上风热,头目发红。

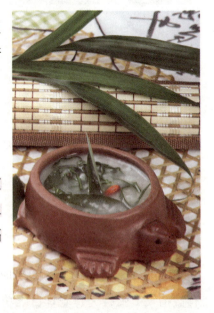

牛乳粥

【原文】

用真生牛乳一钟①,先用粳米做粥,煮半熟,去少汤,入牛乳,待煮熟盛碗,再加酥一匙食之。

【注解】

①钟:古代度量单位。《淮南子·要略》:"一朝用三千钟赣,梁邱据、子家哙导于左右,故晏子之谏生焉。"高诱注:"钟,十斛也。"

【原文】

先用白米煮粥,煮到半熟去掉少许汤水,再加入一杯新鲜牛奶,煮熟后每碗加一匙酥油,便可以食用了。

甘蔗粥

【原文】

用甘蔗榨浆三碗,入米四合煮粥,空心食之。治咳嗽虚热,口燥,涕浓,舌干。

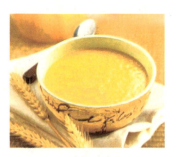

【译文】

将甘蔗榨出浆汁三碗,再加四合米煮粥,空腹时服食。该粥有治咳嗽虚热、口燥、涕浓、舌干的功效。

羊肉山药粥

【原文】

用羊肉四两烂捣,入山药末一合,加盐少许,粳米三合,煮粥食之。治虚劳骨蒸①。

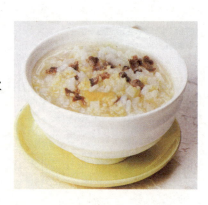

【注解】

①骨蒸:病名,五蒸之一。发热似自骨髓蒸蒸而出。

【译文】

将四两羊肉捣烂,加入一合山药末,少许盐,三合粳米一起煮粥食用。该粥可治虚劳、阴虚潮热。

紫苏粥

【原文】

用紫苏研末,入水取汁。煮粥将熟,量加苏子汁,搅匀食之。治老人脚气(须用家苏方妙)。

【译文】

先把紫苏研末,放入水中煮取药汁。将粥煮至快熟的时候加入适量的紫苏汁,搅匀,等熟后便可以食用了。该粥可治老人脚气,紫苏以家庭栽种的为好,野生的稍差。

地黄粥

【原文】

十月内生新地黄十余斤,捣汁,每汁一斤,入白蜜四两,熬成膏,收贮封好。每煮粥三合,入地黄膏三二钱,酥油少许。食之滋阴润肺。

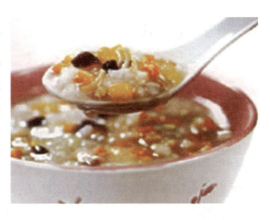

【译文】

十月时,选新鲜的生地黄十余斤捣出汁,每一斤汁放四两白蜜后熬成膏,封好后收贮。每煮三合粥便放地黄膏三二钱以及少许酥油。食用该粥可滋阴润肺。

胡麻粥

【原文】

用胡麻去皮,蒸熟,更炒令香。用米三合,淘净,入胡麻二合研汁同煮,粥熟加酥食之。

【译文】

将胡麻去皮,蒸熟后再炒出香味,然后把三合米淘洗干净,连同二合胡麻研汁后一起煮粥,粥熟后加点酥就可以吃了。

薏苡粥

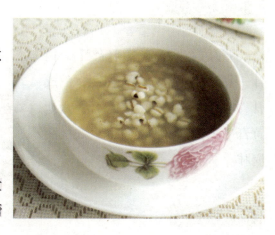

【原文】

用薏苡仁淘净,对配白米煮粥,入白糖一二匙食之。

【译文】

将薏苡仁淘洗干净,加入等量的白米煮粥,煮熟后放一二匙白糖便可食用。

山药粥

【原文】

用淮山药为末,四六分配米煮粥食之,甚补下元。

【译文】

选用淮山药制成粉末,按照四比六的比例加米煮粥,吃了最补下元。

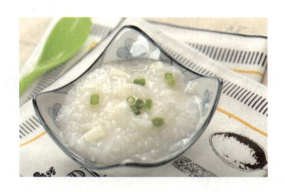

猪肾粥

【原文】

用人参二分,葱白些少,防风一分,俱捣作末,同粳米三合,入锅煮半熟。将猪肾①一对去膜,预切薄片,淡盐腌顷刻,放粥锅中,投入再莫搅动,慢火更煮良久,食之能治耳聋。

【注解】

①猪肾:又称猪腰子,为猪科猪属动物猪的肾脏。有补肾益阴,利水的功效,用于肾虚耳聋,遗精盗汗,腰痛,产后虚羸,身面浮肿。

【译文】

用二分人参,少许葱白,一分防风,都捣烂成末,再和三合粳米一起煮粥。粥到半熟时,将猪肾(一对,洗净去膜,预先切成薄片,放少许盐腌一会儿)放进去,此后不可再搅动,用慢火煮较长时间,吃这种粥能治耳聋。

羊肉粥

【原文】

用烂羊肉四两,细切,加人参末一钱,白茯苓末一钱,大枣二个(切细),黄芪五分,入粳米三合,入好盐三二分,煮粥食之,治羸弱,壮阳。

【译文】

用煮烂的四两羊肉,将其切细,加一钱人参末,一钱白茯苓末,二个大枣切细，五分黄芪，连同三合粳米以及二至三分精盐一起煮粥。该粥可治身体羸弱，并有壮阳的功效。

扁豆粥

【原文】

白扁豆半斤，人参二钱，做细片，用水煎汁，下米作粥食之，益精力，治小儿霍乱。

【译文】

用半斤白扁豆，二钱人参，切成细片，加水煎成汁，再加米煮粥食用，有增益精力的作用，可治疗小儿霍乱。

茯苓粥

【原文】

茯苓为末，净一两，粳米二合，先煮粥熟，下茯苓末同煮起食，治欲睡不得睡。

【译文】

将茯苓研为末，净重一两，把二合粳米煮粥，粥熟后再下茯苓末同煮一会儿。吃了这种粥对那些想睡却睡不着的人大有益处。

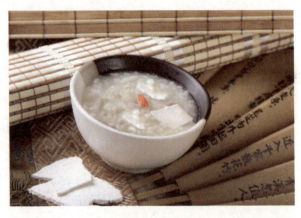

麦冬粥

【原文】

麦门冬生者洗净，绞汁一盏，白米二合，薏苡仁一合，生地黄绞汁二合，生姜汁半盏。先将苡仁、白米煮熟，后下三味汁，煮成稀粥。治翻胃[①]呕逆。

【注解】

①翻胃：即反胃，亦称胃反。指食物咽下后胃里不舒服，有恶心甚至呕吐的症状。

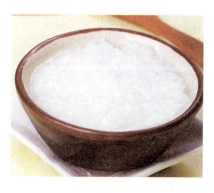

【译文】

将新鲜的麦冬洗净，绞汁一小杯，再准备二合白米，一合薏苡仁，二合生地黄绞汁，小半杯生姜汁。然后将薏苡仁和白米煮熟，再放入余下的三种汁液，煮成稀粥。可治反胃、呕逆。

萝卜粥

【原文】

用不辣大萝卜，入盐煮熟，切碎如豆，入粥将起，一滚而食。

【译文】

选用不辣的大萝卜，加盐煮熟后，切碎如豆粒般大小，倒入粥中，等粥一滚，即可食用。

百合粥

【原文】

生百合一升切碎,同蜜一两窨①熟,煮粥将起,入百合三合同煮,食之妙甚。

【注解】

①窨(xūn):同"熏",这里指将百合浸入蜜中,使之入味。

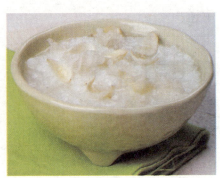

【译文】

选用一升新鲜百合,切碎后浸入一两蜂蜜,在煮粥快熟时,加入三合浸泡好百合一起再煮,味道美妙异常。

枸杞子粥

【原文】

用生者研如泥,干者为末。每粥一瓯,加子末半盏,白蜜一二匙,和匀,食之大益。

【译文】

选用新鲜的枸杞子研磨如泥状,干的碾为粉末。每锅粥里加枸杞子泥(或末)半杯,白蜜一至二匙,搅拌均匀后食用,对身体益处很大。

肉米粥

【原文】

用白米先煮成软饭。将鸡汁,或肉汁,虾汁汤调和清过。用熟肉碎切如豆,再加茭笋,香荩①,或松穰等物,细切,同饭下汤内,一滚即起,入供以咸菜为过,味甚佳。

【注解】

①荩(jìn):一年生细弱草本植物。

【译文】

先用白米煮成软饭,然后将鸡汁或者肉汁、虾汁汤调和静置澄清,加入软饭一起搅匀。再将煮熟的肉切成豆粒般大小,加上切细的茭笋、香荩,或松穰等物,然后一起倒入锅内,等滚沸时马上离火。食用时加一点咸菜,味道更好。

绿豆粥

【原文】

用绿豆淘净,下汤锅多水煮烂。次下米,以紧火同熬成粥,候冷食之,甚宜夏月。适可而止,不宜多吃。

【译文】

将绿豆淘洗干净,放入汤锅中加水煮烂。然后放入米,用急火将二者一起熬粥。等凉凉后便可以食用,夏天食用佳,但应适可而止,不宜多吃。

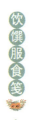

果实粉面类

藕粉

【原文】

法取粗藕，不限多少，洗净切断，浸三日夜，每日换水，看灼然洁净，漉出捣如泥浆，以布绞净汁，又将藕渣捣细，又绞汁尽，滤出恶物。以清水少和搅之，然后澄去清水，下即好粉。

【译文】

选取一些粗壮的藕，不限多少，洗干净后切断，放水中浸三个昼夜，坚持每天换水，等藕节洁白干净时便可取出，沥干水分，捣烂如泥，然后用纱布包紧，绞出汁液，再将藕渣捣碎，仍按上述方法绞汁，一直绞到没有汁水溢出为止，将汁水含有浊物滤除。加入少许清水稍稍搅动，之后沉淀一段时间，见底下粉已凝结，便可澄去清水，底下一层便是上等藕粉。

栗子粉

【原文】

取山栗切片，晒干，磨成细粉。

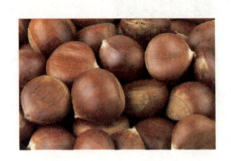

【译文】

将山栗切成小片后晒干，磨成细粉。

菱角粉

【原文】

去皮,如治藕法取粉。

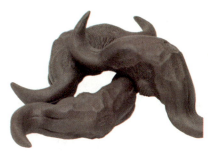

【译文】

将菱角去皮,然后用制藕粉的方法制成菱角粉。

姜　粉

【原文】

以生姜研烂绞汁澄粉,用以和羹。

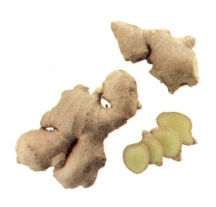

【译文】

将生姜洗干净后研烂绞汁,澄清后可得姜粉。姜粉做羹汤调料最好。

葛　粉

【原文】

去皮,如上法取粉。开胃,止烦渴。

【译文】

将采摘的葛根洗干净后去皮,用制姜粉的方法取粉,有开胃和止烦渴的功效。

茯苓粉

【原文】

取苓切片,以水浸去赤汁,又换水浸一日,如上法取粉。拌米煮粥,补益最佳。

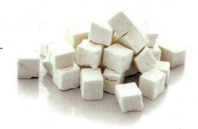

【译文】

将茯苓洗干净后切成小薄片,然后放入清水中浸去红色的汁液,再换水浸一日,也用上面的方法取粉。拌入米中煮粥,此粥对身体有很大的滋补作用。

松柏粉

【原文】

取叶,在带露时采之。经隔一宿,则无粉也。取嫩叶捣汁澄粉,如嫩草郁葱可爱。

【译文】

选取松柏叶,在有露水时采摘。等过一夜后,就无粉可取了。要选取嫩叶捣汁,澄清后取粉,就像嫩草一样葱郁可爱。

百合粉

【原文】

取新者,捣汁,如上法取粉,干者可磨作粉。

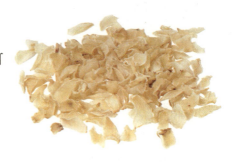

【译文】

将新鲜百合捣汁,用制松柏粉的方法取粉,干百合则可直接磨成细粉。

山药粉

【原文】

取新者,如上法,干者可磨作粉。

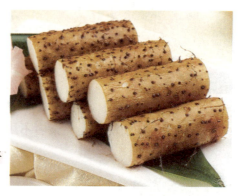

【译文】

取新鲜山药用上述的方法制粉,干山药则可直接磨成细粉。

蕨 粉

【原文】

做饼食之甚妙。有治成货者。

【译文】

用蕨粉做成饼子，随时可吃，味道很美，市面上有做好的蕨粉成品。

莲子粉

【原文】

干者可磨作粉。

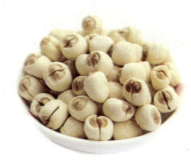

【译文】

将干莲子直接磨成粉即可。

芋　粉

【原文】

取白芋，如前法作粉。紫者不用。

【译文】

将白芋按前述的方法制成粉，但紫色的芋头不可以做芋粉。

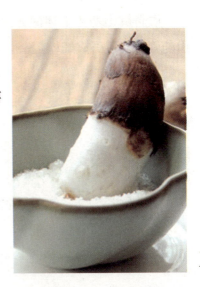

山药拨鱼

【原文】

白面一斤,好豆粉四两,水搅如调糊。将煮熟山药研烂,同面一并调稠。用匙逐条拨入滚汤锅内,如鱼片,候熟以肉汁食之。无汁,面内加白糖可吃。

【译文】

用一斤白面,上等豆粉四两,加入适量的水搅成糊状。然后将煮熟的山药研烂,和面一起调成黏稠状。再用汤匙一匙一匙地放入锅内滚汤中,有点像鱼片一样,熟了之后,用肉汁拌着吃。如果没有肉汁,在面内加些白糖也很好吃。

百合面

【原文】

用百合捣为粉,和面搜为饼。为面食亦可。

以上诸粉,不惟取为笼造,凡煮粥俱可配煮。凡和面,用黑豆汁和之,再无面毒之害。

【译文】

将百合捣成粉,和面后揉为饼子,做成面吃也可以。

以上的各种粉,不只是用笼子蒸熟才可食用,平时煮粥时都可以放点进去一起煮。在和面的时候,如果能加黑豆汁一起和,就不会有面毒之害了。

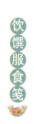

脯鲊类

千里脯

【原文】

牛羊猪肉皆可，精者一斤，浓酒二盏，淡醋一盏，白盐四钱，冬三钱，茴香、花椒末一钱，拌一宿，文武火煮，令汁干，晒之。妙绝，可安一月。

【译文】

牛肉、羊肉、猪肉都可以，要一斤瘦肉，二杯浓酒，一杯淡醋，四钱白盐，冬天可以用三钱，茴香、花椒末各一钱，拌匀之后放一晚上，第二天用文武火交替着煮，直到汁煮干为止，再放到太阳底下晒，味道极好，一个月之内不会变质变味。

腊 肉

【原文】

肥嫩犍猪①肉十斤，切作二十段，盐八两，酒二斤，调匀，猛力搊入肉中，令如绵软。大石压去水，晾十分干，以剩下所腌酒调糟涂肉上，以篾穿挂通风处。

又法：肉十斤，先以盐二十两，煎汤澄清取汁，置肉汁中。二十日取出，挂通风处。

一法：夏月盐肉，炒盐擦入匀，腌一宿挂起。见有水痕，便用大石压去水干，挂风中。

【注解】

①豶（fén）猪：阉割过的猪。

【译文】

选用又肥又嫩的阉猪肉十斤，将其切作二十段，加八两盐和二斤酒调匀后用力擦入肉中，一直到猪肉变得软绵为止。然后用大石压在上面，除去水分，晾至干透，再用剩下的酒盐水调糟，涂在肉上，用篾条穿起来，挂在通风处。

另外一种制法是：肉十斤，先用二十两盐煎水后澄清取汁，再将肉放在盐汁里，二十天后取出，挂在通风处。

还有一种制法是：夏天里将炒过的盐均匀地擦入肉中，腌一晚之后挂起，如果发现肉上有水痕，便用大石头压去水，干了后挂在通风处。

蟹　生

【原文】

用生蟹剁碎，以麻油先熬熟，冷，并草果，茴香，砂仁，花椒末，水姜，胡椒，俱为末，再加葱、盐、醋，共十味，入蟹内拌匀，实时可食。

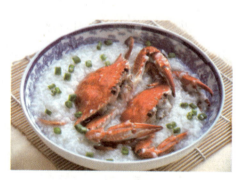

【译文】

将活蟹剁碎，先用麻油将蟹熬煮至熟透，冷却后，与草果、茴香、砂仁、花椒末、水姜、胡椒等碾成粉末，然后再加入葱、盐、醋共十味一起拌匀，即时可吃。

鱼鲊

【原文】

鲤鱼、青鱼、鲈鱼、鲟鱼皆可造。治去鳞肠，旧笊帚缓刷去脂腻腥血，十分令净，挂当风处一二日，切作小方块。每十斤用生盐一斤，夏月一斤四两，拌匀，腌器内。冬二十日，春秋减之。布裹石压，令水十分干，不滑不韧。用川椒皮二两，莳萝、茴香、砂仁、红豆各半两，甘草少许，皆为粗末，淘净白粳米七八合炊饭，生麻油一斤半，纯白葱丝一斤，红曲一合半，捶碎。以上俱拌匀，磁器或水桶按十分实，荷叶盖竹片扦定，更以小石压在上，候其自熟。春秋最宜造，冬天预腌下作坯可留。临用时旋将料物打拌。此都中造法也。鳖鱼同法，但要干方好。

【译文】

用鲤鱼、青鱼、鲈鱼、鲟鱼等都可以制作。刮鳞去肠，再用旧笊帚慢慢地刷去鱼体内脂腻腥血，完全干净之后，将鱼挂在当风的地方晾一至两天，然后切成小方块。每十斤鱼用生盐一斤，夏天时要放一斤四两，拌匀腌在锅、坛内，如果是冬天则需腌二十天，春天和秋天可以不要这么久。腌好后用干净的布料将鱼块包裹好，用石头压干水分，保持不滑也没有弹性了就行。再用川椒皮二两，莳萝、茴香、砂仁、红豆各半两，甘草少许，以上六味都碾成粗末，与淘洗干净的白粳米七至八合一起煮饭。再用生麻油一斤半，纯白葱丝一斤，红曲一合半，捶碎，将以上几味全部拌匀后用瓷器或者水桶装好按紧，用荷叶盖住口，用小竹片扦定，再将小石头压在上面，等这些东西自然变熟。秋冬二季最适宜腌制，冬天则要预先腌下作坯，便可以留下，临用时赶快将料物打拌。这些都是切实可行的制作方法，鳖鱼也可以同样制作，但要用干的才好。

肉鲊

【原文】

生烧猪羊腿，精批作片，以刀背匀捶三两次，切作块子，沸汤随漉出，用布内扭干。每一斤入好醋一盏，盐四钱，椒油、草果、砂仁各少许，供馔亦珍美。

【译文】

将新鲜的猪腿羊腿直接烧熟，精切成片，再用刀背均匀地捶打二三遍，然后切成块，放入开水之中稍焯一会马上漉出，用布将猪（羊）腿块扭干水分。每斤里面放一杯好醋，四钱盐，椒油、草果、砂仁各少许，拿来做菜味道奇美。

大爊[①]肉

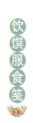

【原文】

肥嫩在圈猪约四十斤者，只取前腿，去其脂，剔其骨，去其拖肚净。取肉一块，切成四五斤块，又切作十字，为四方块。白水煮七八分熟，捞起停冷，搭精肥切作片子，厚一指。净去其浮油，水用少许，厚汁放锅内，先下爊料，次下肉，又次淘下酱水，又次下原汁烧滚，又次下末子细爊料在肉上，又次下红曲末，以肉汁解薄，倾在肉上，文武火烧滚令沸，直至肉料上下皆红色，方下宿汁。略下盐，去酱板，次下虾汁，掠去浮油，以汁清为度。调和得所，顿热用之。其肉与汁，再不下锅。

【注解】

①熝（āo）：古同"熬"，煮。

【译文】

选用圈养又肥又嫩的生猪，大约四十斤左右，只取前腿，去掉一层油脂，剔去骨头，去掉蹄子，洗干净。然后从腿上选取肉一块，切成大约四五斤左右，再按十字切下去成四方块，放在水中煮到七八分熟，捞出凉凉，将精、肥肉搭配一同切片，大约一个指头厚。将原煮肉水中浮油去掉，加少量的水，调成浓汤后一起放入锅里，按熬料、肉、酱汁、原汁的顺序下锅烧开，然后将细熬料末洒在肉上，再放红曲末。把肉汤表面的浮沫撇出，再倒在肉上，用文武火烧滚至沸腾的程度，一直等肉料上下都成红色后再放入以前的老卤汁。适量放点盐，捞出酱料，加入虾汁，撇出上面那层浮油，看上去汤汁清就可以了。味道调和到位之后趁热食用。要注意的是所有的肉和汁不用回锅。

臊子蛤蜊

【原文】

用猪肉，精肥相半，切作小骰子块，和些酒，煮半熟，入酱。次下花椒、砂仁、葱白、盐、醋，和匀。再下绿豆粉，或面，水调下锅内作腻，一滚盛起。以蛤蜊先用水煮去壳，排在汤鼓子内，以臊子肉浇供。新韭、胡葱、菜心、猪腰子、笋、茭白同法。

【译文】

选取肥瘦各半的猪肉，切成小骰子般大小的块状，和些酒之后煮到半熟时，加入酱料。然后放花椒、砂仁、葱白、盐、醋等，和匀，再放绿豆粉或者面粉，用水调好后再下锅起糊，烫一下马上盛出。蛤蜊先要用水煮熟去掉外壳，然后倒入大碗里，再把臊子肉淋在上面。其他如新韭、胡葱、菜心、猪腰子、笋、茭白等也可用同样的方法。

夏月腌肉法

【原文】

用炒过热盐擦肉令软匀，下缸内石压一夜，挂起。见水痕，即以大石压干，挂当风处，不败。

【译文】

用刚刚炒过的热盐将肉反复擦、涂，一直到猪肉软绵为止。然后放在缸内，用石头压一个晚上，挂起来。发现有水痕时再用大石头压干，挂于通风处，这样的肉不容易腐烂变质。

腌猪舌牛舌法

【原文】

每舌一斤用盐八钱，一方用五钱，好酒一碗，川椒、莳萝、茴香、麻油少许，细切葱白，腌五日，翻三四次，索穿挂当风处阴干，纸装盛藏煮用。

【译文】

每斤猪舌（或牛舌）用盐八钱，另一种方法是用盐五钱，好酒一碗，以及川椒、莳萝、茴香、麻油少许，将适量的葱白切细，腌五天时间，五天中翻动三四次，然后用绳子穿起来，挂在有风的地方阴干，用纸包装起来收藏好，用时煮熟就可以了。

鱼酱法

【原文】

用鱼一斤，切碎洗净后，炒盐三两，花椒一钱，茴香一钱，干姜一钱，神曲二钱，红曲五钱，加酒和匀，拌鱼肉，入磁瓶封好，十日可用。吃时，加葱花少许。

【译文】

将一斤鲜鱼切碎洗干净之后，放入炒制的食盐三两，花椒一钱，茴香一钱，干姜一钱，神曲二钱，红曲五钱，加酒调匀后，与鱼肉拌在一起，放到瓷坛里并封好，过了十天时间就可取出食用。吃的时候，可加少许葱花。

酒腌虾法

【原文】

用大虾，不见水洗，剪去须尾。每斤用盐五钱，腌半日，沥干，入瓶中，虾一层，放椒三十粒，以椒多为妙。或用椒拌虾装入瓶中亦妙。装完，每斤用盐三两，好酒化开，浇入瓶内，封好泥头。春秋五七日即好吃，冬月十日方好。

【译文】

选取大虾，不要用水洗，要用酒洗，剪去虾须虾尾。每斤虾用五钱盐腌半天，沥干后装到瓶子里。每层虾上放三十粒胡椒，一般多放胡椒比少放胡椒要好。也可以将胡椒拌到虾里装瓶。之后，用好酒将三两盐化开，均匀地浇洒于瓶中，以泥巴封好瓶口，春季和秋季里五到七天就可以吃，冬天要放十天吃比较好。

清蒸肉

【原文】

用好猪肉煮一滚，取净方块，水漂过，刮净，将皮用刀界碎。将大小茴香、花椒、草果、官桂，用稀布包作一包，放荡锣内，上压肉块，先将鸡鹅清过好汁调和滋味浇在肉上，仍盖大葱、腌菜、蒜椰入汤锅内，盖住蒸之。食时，去葱蒜菜并包料食之。

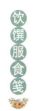

【译文】

将上好的猪肉放在锅里煮滚一下，捞出洗净后切成方块，用清水漂洗，再刮干净，猪皮用刀划开切碎。把大小茴香、花椒、草果、官桂一起用布包起来，放在缸里，肉块压在布包上。然后将调好的鸡鹅清汁浇到肉上，肉块上再撒大葱、腌菜、蒜椰，再把缸放进汤锅里，盖住后开始蒸煮。吃的时候，去掉料包和葱蒜叶子即可。

酱蟹、糟蟹、醉蟹三法

【原文】

香油入酱油内，亦可久留不砂。又法：糟、醋、酒、酱各一碗，蟹多，加盐一碟。又法：用酒七碗，醋三碗，盐二碗，醉蟹亦妙。

【译文】

把蟹放进适量的香油里也行,放入酱油里也行,这样放久了都不会被砂蚀。另一种方法是:取酒糟、醋、酒、酱各一碗,如果蟹比较多的话,则要加放一碟盐。也可以用七碗酒,三碗醋,二碗盐调制,这样的醉蟹味道也很美妙。

煮鱼法

【原文】

凡煮河鱼,先放水下烧,则骨酥。江海鱼先调滚汁下锅,则骨坚也。

【译文】

如果煮河鱼,可以放到水中再烧锅,这样鱼骨就酥脆。如果是江鱼海鱼,则应该先将水烧滚再下锅,这样鱼骨才会坚硬。

煮蟹青色、蛤蜊脱丁

【原文】

用柿蒂三五个,同蟹煮,色青。用枇杷核内仁,同蛤蜊煮,脱丁。

【译文】

用三至五个柿蒂与蟹一起煮的话,蟹壳便会呈青色。用枇杷核内的仁与蛤蜊一起煮的话,则很容易脱壳。

造肉酱法

【原文】

精肉四斤,去筋骨,酱一斤八两,研细盐四两,葱白细切一碗,川椒、茴香、陈皮各五六钱,用酒拌各料并肉如稠粥,入坛封固,晒烈日中十余日。开看干,再加酒,淡,再加盐。又封以泥,晒之。

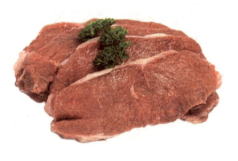

【译文】

选瘦肉四斤,去掉筋骨,加入一斤八两酱,研磨的细盐四两,切成细丝的葱白一碗,川椒、茴香、陈皮各五至六钱,再用酒与上述调料一起搅拌成稠粥状之后,放进坛子里封固,将坛子搬到烈日下晒十多天。然后打开看一下,如果干了就加些酒,如果淡了就加点盐,再用泥巴封口,并置于太阳底下曝晒。

黄雀鲊

【原文】

每只治净,用酒洗拭干,不犯水。用麦黄、红曲、盐、椒、葱丝,尝味和为止。却将雀入扁坛内,铺一层,上料一层,装实。以箸盖篾片扦定,候卤出,倾去,加酒浸,密封久用。

【译文】

先将黄雀处理干净,用酒洗后拭干,不能与水接触。把麦黄、红曲、盐、椒、葱丝拌匀调味,到味道合适为止。把黄雀放在扁平的坛子里,放一层黄雀盖一层料,稍微压紧。上面盖箬叶用篾片扦定。等上面有卤水浸出时,将卤水倒掉。再加点酒浸泡,密封好,可以保存较长的时间。

*黄雀现为国家三有保护动物,仅供参考。

治食有法条例

【原文】

洗猪肚用面,洗猪脏用砂糖,不气。煮笋入薄荷,少加盐,或以灰,则不敛。糟蟹坛上,加皂角半锭,可留久。洗鱼滴生油一二点,则无涎。煮鱼下末香,不腥。煮鹅下樱桃叶数片,易软。煮陈腊肉将熟,取烧红炭投数块入锅内,则不油敛气。煮诸般肉,封锅口,用楮实子一二粒同煮,易烂又香。夏月肉单用醋煮,可留十日。面不宜生水过,用滚汤停冷过之。

烧肉忌桑柴火。酱蟹、糟蟹、忌灯照,照则沙。酒酸,用赤小豆一升,炒焦,袋盛入酒坛中则好。

染坊沥过淡灰①,晒干,用以包藏生黄瓜、茄子,至冬月可食。用松毛包藏橘子,三四月不干,绿豆藏橘亦可。

五月以麦面煮成粥糊,入盐少许,候冷,倾入瓮中,收新鲜红色未熟桃,纳满瓮中,封口,至冬月如生。蜜煎黄梅,时换蜜,用细辛放顶上,不生小虫。用腊水同薄荷一握,明矾少许,入瓮中,投浸枇杷、林檎、杨梅于中,颜色不变,味凉可食。

【注解】

①染坊沥过淡灰:指蓝靛灰。

【译文】

洗猪肚用面粉，洗猪内脏用砂糖，这样可以洗去臭味。煮笋时如果加点薄荷，一点点盐，或加点草灰，煮出来的笋便不会收紧。糟蟹坛子里放半锭皂角，这样糟蟹可以保存更长时间。洗鱼时滴一至两滴生油，便不会出现黏液。煮鱼时放点木香，便没有腥味。煮鹅时放几片樱桃叶，容易煮软。煮陈腊肉时，将几块烧红的炭投入快熟的腊肉锅中，就没有了油气味。煮各种肉时，放两粒楮实子一起煮，盖上锅盖，那肉既易煮烂而且更香。夏天里，单独用醋煮肉，肉可保留十天。不要用生水泡面，要用凉凉的开水泡。

炒煮肉时，不能用桑柴火。酱蟹、糟蟹都不要用灯去照，否则将变成散沙一样。酒味发酸，将一升赤小豆炒焦之后，用袋子装好放进酒坛里就会好。

将蓝靛灰晒干后去包藏黄瓜、茄子，那么黄瓜、茄子到冬天还可以吃。用松毛包藏橘子，放三至四个月都不会变干，用绿豆储藏橘子也行。

五月里，将面粉煮成糊浆状，放点盐，等凉凉之后倒进瓮子里，再将新鲜的红色的没熟的桃子放在面粉糊上，瓮装满封口，到了冬天之后瓮里的桃子仍然新鲜如初。蜜可以用来煎黄梅，常常换蜜，用细辛放在上面，就不会生小虫子。用十二月的雪水与一把薄荷，少许明矾放入瓮中，浸枇杷、林檎、杨梅于瓮内，能够保持颜色不变，味道清凉，可以食用。

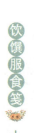

家 蔬 类

【原文】

皆余手制，曾经知味者笺入，非漫录也。或传有不同，悉听制度。

【译文】

这些都是我曾亲手制作过、品尝过之后才记录下来的,并不是胡乱编录。也许还有不同的方法,当然任读者自己选择。

配盐瓜菽

【原文】

老瓜嫩茄,合五十斤。每斤用净盐二两半,先用半两腌瓜茄一宿,出水。次用橘皮五斤,新紫苏连根三斤,生姜丝三斤,去皮杏仁二斤,桂花四两,甘草二两,黄豆一斗煮,酒五斤,同拌入瓮,合满捺实。箬五层,竹片捺定,箬裹泥封,晒日中。两月取出,入大椒半斤,茴香、砂仁各半斤,匀晾晒在日内,发热乃酥美。黄豆须捡大者,煮烂以麸皮罨[①]熟,去麸皮,净用。

【注解】

① 罨(yǎn):覆盖。

【译文】

老瓜、嫩茄子,一共五十斤,每斤要用净盐二两半,首先用半两将瓜、茄腌制一个晚上,然后把水倒掉,再用五斤橘皮,三斤连根的新鲜紫苏,三斤生姜丝,两斤去掉皮的杏仁,四两桂花,二两甘草,一斗黄豆,五斤煮酒,一同放入瓮中搅拌,装满后稍微压紧。上面盖五层箬叶,用竹片将箬叶固定紧,将泥巴糊在箬叶上面,再搬到太阳下曝晒。两个月之后取出来,加入半斤大椒,半斤茴香,半斤砂仁,反复拌匀后再晒,晒热后,味道就会酥美可口。要注意的是拣用黄豆时应该先选稍大颗粒的,煮烂后用麸皮盖住让其发热,然后去掉麸皮,洗净备用。

糖蒸茄

【原文】

牛奶茄嫩而大者,不去蒂,直切成六棱。每五十斤,用盐一两拌匀,下汤焯令变色,沥干,用薄荷、茴香末夹在内,砂糖二斤,醋半钟,浸三宿,晒干,还卤直至卤尽茄干,压扁收藏之。

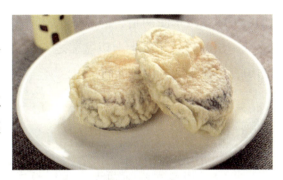

【译文】

选用鲜嫩大个的牛奶茄子,不去蒂,直接切成六棱状。每五十斤茄子用一两盐拌匀,再放到开水里略微一煮,使茄子变色,沥干水,再将薄荷茴香末以及两斤砂糖夹在茄子内,然后用半杯醋浸三个晚上晒干,然后加入卤水,等卤水干了后将茄子取出来压扁,收藏好就行。

蒜苗干

【原文】

蒜苗切寸段一斤,盐一两,腌出臭水。略晾干,拌酱糖少许,蒸熟,晒干收藏。

【译文】

将一斤蒜苗切成寸段,放一两盐腌出臭水。稍微晾干后拌少量酱糖,蒸熟后晒干,然后收好。

绿豆芽

【原文】

将绿豆冷水浸两宿，候涨换水淘两次，烘干。预扫地洁净，以水洒湿，铺纸一层，置豆于纸上，以盆盖之。一日两次洒水，候芽长。淘去壳，沸汤略焯，姜醋和之，肉炒尤宜。

【译文】

将绿豆用冷水浸泡两天，等绿豆发胀时换一次水，然后淘洗两次，稍微烘干。预先扫干净一片地面，洒点水浇湿地面。铺上一层纸，将绿豆均匀地摊在纸上，上面用大木盆盖住。每天洒水一到两次，几天后绿豆芽就长成了。食用前，应先淘洗去豆壳。将豆芽放在滚开水里稍微焯一下马上捞起来，放点姜醋调味，特别适宜炒肉。

芥　辣

【原文】

二年陈芥子，研细水调，捺实碗内，韧纸封固。沸汤三五次泡出黄水，覆冷地上，顷后有气，入淡醋解开，布滤去渣。又法：加细辛二三分，更辣。

【译文】

将二年的陈芥子研成粉末后用水调和，装到碗里压实，用较柔韧的纸封盖，再泡入滚开水三至五次，泡出黄水，倒在地上凉凉，等一会儿便有气冒出，再用淡醋化开之后，用布滤去渣。另一种方法是：加入两三分细辛，芥末将更辣。

糟茄子法

【原文】

五茄六糟盐十七，更加河水甜如蜜。茄子五斤，糟六斤，盐十七两，河水两小碗拌糟，其茄味自甜。此藏茄法也，非暴用者。又方：中样晚茄，水浸一宿，每斤用盐四两，糟一斤，亦妙。

【译文】

"五茄六糟盐十七，更加河水甜如蜜。"也就是说用五斤茄子，六斤酒糟，十七两盐，河水两小碗一起拌匀，做出来的茄子味道甜得跟蜜一样。但这样做出来的糟茄子可以用来收藏，却不能立即食用。另外一种方法是：将不大不小的秋茄子放到水里浸一个晚上，然后每斤用盐四两，酒糟一斤拌匀，味道也很好。

糟姜方

【原文】

姜一斤，糟一斤，盐五两，拣社日^①前可糟，不要见水，不可损了姜皮。用干布擦去泥，晒半干后，糟、盐拌之，入瓮。

【注解】

①社日：古时祭祀土神的日子，一般在立春、立秋后第五个戊日。

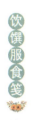

【译文】

准备一斤姜，一斤酒糟，五两盐，在社日前可做糟姜，姜不可将皮弄破，糟不可进水，用布将姜上的泥土擦干净，晒到半干后，加入酒糟和盐一起拌匀，装进瓮子里。

糟萝卜方

【原文】

萝卜一斤，盐三两，以萝卜不要见水揩净，带须半根晒干。糟与盐拌过，次入萝卜又拌过，入瓮。此方非暴吃者。

【译文】

用萝卜一斤，盐三两，萝卜不能用水洗，用布擦干净即可，先将带须半根晒干，糟和盐拌好后再拌萝卜，收到瓮子里，这不是立即就能吃的方法。

做蒜苗方

【原文】

苗用些少盐腌一宿，晾干，汤焯过，又晾干。以甘草汤拌过，上甑蒸之，晒干入瓮。

【译文】

将蒜苗用点盐腌一个晚上，晾干后放在开水里稍微焯一下，然后再晾干。再用甘草水拌好放到甑笼里去蒸，而后晒干后收进瓮中。

胡萝卜菜

【原文】

取红细胡萝卜切片，同切芥菜，入醋略腌片时，食之甚脆。仍用盐些少，大小茴香、姜、橘皮丝同醋共拌，腌食。

【译文】

选取细长的红色胡萝卜切片，同时切些芥菜，放点醋稍微腌浸片刻，吃起来味道很脆。还可以加点盐，大小茴香、姜、橘皮丝等与醋一起匀拌，腌制后食用。

胡萝卜鲊（俗名红萝卜也）

【原文】

切作片子，滚汤略焯，控干，入少许葱花、大小茴香、姜、橘皮丝、花椒末、红曲研烂，同盐拌匀，腌一时，食之。

【译文】

将红萝卜切成片，放到开水里面稍微焯一下，沥干水，放点葱花以及大小茴香、姜、橘皮丝、花椒末、研烂的红曲与盐一起拌匀，腌制两个小时就可以吃了。

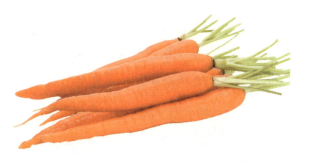

芝麻酱方

【原文】

熟芝麻一斗，捣烂，用六月六日水煎滚晾冷，用坛调匀，水淹一手指，封口。晒五七日后，开坛，将黑皮去后，加好酒酿糟三碗，好酱油三碗，好酒二碗，红曲末一升，炒绿豆一升，炒米一升，小茴香末一两和匀，过二七日后用。

【译文】

将熟芝麻一斗捣烂，取农历六月初六日的水烧开后凉凉，用一个坛子将芝麻末调匀，水可高出一手指，再封好坛口。在太阳下晒五至七天后，打开坛口，揭去上面一层黑皮，加入三碗好酒糟，三碗好酱油，两碗好酒，一升红曲末，一升炒绿豆，一升炒米，小茴香末适量，一同和匀，放置十四天后可用。

撒拌和菜

【原文】

将麻油入花椒，先时熬一二滚收起。临用时，将油倒一碗，入酱油、醋、白糖些少，调和得法，安起。凡物用油拌的，即倒上些少拌吃，绝妙。如拌白菜、豆芽，水芹，须将菜入滚水焯熟，入清水漂着。临用时，榨干拌油方吃，菜色青翠不黑，又脆可口。

【译文】

把花椒放到麻油中，煎熬到一定程度便收起。临用时将油倒一碗加些酱油、醋、一点白糖调和后，收好。凡是用油拌的食物，都可以拌一点，其味奇妙无比。如果是拌白菜、豆芽、水芹，只要先将菜放到开水里焯熟，再放清水里漂洗一下，沥干水后拌点油就可以吃了，而且菜色青翠没有黑色，清脆可口。

蒸干菜

【原文】

将大棵好菜择洗干净，入沸汤内焯五六分熟，晒干。用盐、酱、莳萝、花椒、砂糖、橘皮同煮极熟，又晒干，并蒸片时，以磁器收贮。用时，着香油揉，微用醋，饭上蒸食。

【译文】

选大棵的优质蔬菜洗干净，放到开水里煮到五六成熟，然后晒干。再将盐、酱、莳萝、花椒、砂糖、橘皮煮至烂熟，同样晒干，并需要蒸煮片刻，用瓷器储存收藏。用的时候，蘸点香油，加点醋，放到饭上蒸着吃。

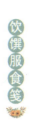

茭白鲊

【原文】

鲜茭切作片子，焯过，控干。以细葱丝，莳萝、茴香、花椒、红曲研烂，并盐拌匀，同腌一时食。藕梢鲊同此造法。

【译文】

把鲜茭白切成片，先用开水焯一下，控干水分。然后将细葱丝、莳萝、茴香、花椒、红曲研烂之后,加盐一同拌匀,腌一到两小时,就可以吃了。藕梢鲊的做法跟这个一样。

腌盐菜

【原文】

白菜削去根及黄老叶,洗净控干。每菜十斤,用盐十两,甘草数茎,以净瓮盛之,将盐撒入菜丫内,摆于瓮中,入莳萝少许,以手按实。至半瓮,再入甘草数茎,候满瓮,用砖石压定。腌三日后,将菜倒过,扭去卤水,于干净器内另放。忌生水。却将卤水浇菜内。候七日,依前法再倒,用新汲水淹浸,仍用砖石压之。其菜味美香脆。若至春间食不尽者,于沸汤内焯过,晒干收之。夏间将菜温水浸过,压干,入香油拌匀,以磁碗盛于饭上蒸过食之。

【译文】

将白菜削掉根须以及老黄叶,洗干净后控干水。每十斤白菜用盐十两,几根甘草,用干净瓮盛装,把盐撒到白菜的杈丫间,摆在瓮里,加少许莳萝,用手按紧实。放满半瓮时,再放几根甘草进去,装满后,上面用砖石压定。腌制三天后,将菜全部倒出来,扭去菜中的卤水,另外找一个干净的容器盛好,不能与生水接触,完毕后将卤水浇在菜上。七天之后,按照前一次的方法倒出,扭掉水分,入坛后换新鲜井水淹浸,仍旧用砖石压在上面。这样制出的白菜味美香脆。如果春季里吃不完的话,可放开水里煮一下,晒干收藏。夏天吃时先用温开水泡软,压干,加香油拌匀,用一个瓷碗装了放在饭上蒸熟即可。

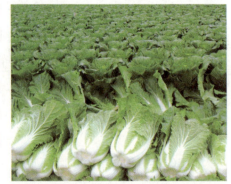

野蔌①类

【原文】

余所选者,与王西楼远甚,皆人所知可食者,方敢录存,非王所择,有所为而然也。

【注解】

①蔌(sù):菜肴。

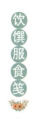

【译文】

我这里所记载的,与王西楼摘选的有较大的差异。真是有益于人的,才敢存录,那些不是王西楼所选择的,便是这样来的。

莼 菜

【原文】

四月采之,滚水一焯,落水漂用。以姜醋食之亦可。作肉羹亦可。

【译文】

莼菜要在四月时采摘,用开水一焯,再放清水中漂洗一下。既可以用姜、醋拌食,用来做肉羹也可以。

野苋菜

【原文】

夏采熟食，拌料炒食俱可，比家苋更美。

【译文】

夏天采摘，煮熟吃，或拌点调料炒食都可以，其味道比家苋还要好。

蒌蒿

【原文】

春初采心苗，入茶最香，叶可熟食。夏秋茎可作齑①。

【注解】

①齑（jī）：捣碎而成的细末。

【译文】

初春时采摘中心的嫩苗，放入茶中清香无比，蒌蒿叶可煮熟吃。夏秋二季蒌蒿茎秆可以捣碎成末做腌菜。

水芹菜

【原文】

春月采取,滚水焯过,姜醋麻油拌食,香甚。或汤内加盐焯过,晒干,或就入茶供亦妙。

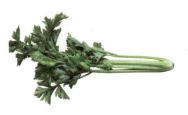

【译文】

在春天采摘,用开水焯一下,以姜、醋、麻油拌食,香味浓郁。或者煮的时候开水里加点盐,然后晒干,用来泡茶也非常不错。

栀子花(一名薝卜)

【原文】

采花洗净,水漂去腥,用面入糖盐作糊,花拖油炸食。

【译文】

将花洗干净,用清水漂去其腥气,然后加点糖、盐和面粉做成调成糊,将花裹糊之后,油炸食用。

金豆儿(即决明子)

【原文】

采豆汤焯,可供茶料,香美甘口。

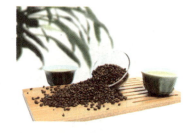

【译文】

金豆儿也叫决明子,将这种豆子用滚开水煮一下,可以作为茶料,其味甘甜香美。

香椿芽

【原文】

采头芽,汤焯,少加盐,晒干,可留年余。以芝麻拌供。新者可入茶。最宜炒面筋食,佳。燴豆腐素菜,无一不可。

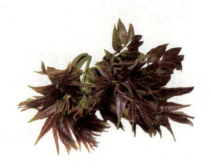

【译文】

摘香椿树初芽,用开水焯一下,放点盐,晒干后可以收藏一年。用芝麻拌着吃更好。新鲜的可以入茶,最适宜于炒面条吃,熬豆腐或做素菜都可以加一点。

蓬 蒿

【原文】

采嫩头,二三月中方盛,取来洗净,加盐少腌,和粉做饼,油炸,香美可食。

【译文】

选用嫩头芽尖,二三月间的最好,洗干净后放点盐,稍腌一下,和粉做成饼子，再用油炸，味道香美可食。

灰苋菜

【原文】

采成科，熟食、煎炒俱可。比家苋更美。

【译文】

要采摘已经长成的，煮熟、煎炒都可以，味道比家种的好。

荞麦叶

【原文】

八九月采初出嫩叶，熟食。

【译文】

八九月采回刚长出的嫩叶，但必须煮熟食用。

蘑　菇

【原文】

采取晒干，生食做羹，美不可言，素食中之佳品也。

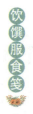

【译文】

采摘后晒干,新鲜的做汤料其味鲜美无比,同时也是素食中的珍品。

马齿苋

【原文】

初夏采,沸汤焯过,晒干,冬用旋食。

【译文】

初夏采摘,滚开水焯过后,晒干食用,如果冬天采摘的可以立即食用。

马兰头

【原文】

二三月丛生,熟食,又可作齑。

【译文】

二三月份的时候大量生长,煮熟后食用,也可捣成碎末腌菜吃。

蚕豆苗

【原文】

二月采为茹[①],麻油炒,下盐酱煮之,少加姜葱。

【注解】

①茹：软。

【译文】

二月份采摘的要软一些，用麻油炒过之后，加入盐和酱烹煮，稍加点姜葱即可。

芙蓉花

【原文】

采花，去心蒂，滚汤泡一二次，同豆腐少加胡椒，红白可爱。

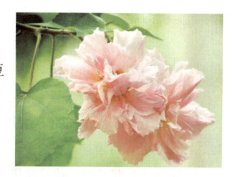

【译文】

采摘下花朵，去掉心蒂，用滚开水泡一两次，放到豆腐里，再加少量胡椒，色泽红白分明，可爱极了。

莴苣菜

【原文】

采梗，去叶去皮，寸切，以滚汤泡之，加姜油糖醋拌之。

【译文】

选用茎干部分,去掉叶子削掉皮,切成寸段,用滚开水浸泡一下,加姜、油、糖、醋拌着吃。

牛蒡子

【原文】

十月采根,洗净,煮毋太甚,取起捶碎扁压干。以盐、酱、萝、姜、椒、熟油诸料拌,浸一二日收起,焙干,如肉脯味。

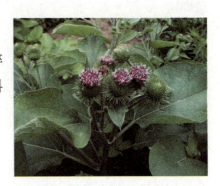

【译文】

十月时采其根茎,洗干净后用水煮,但不能煮得太厉害。然后取出来捶碎,压干水分。再用盐、酱、萝、姜、椒、熟油等料一起拌匀,浸一二天后收起,烘干,吃起来像肉脯的味道。

栝蒌根

【原文】

深掘大根,削皮至白,寸切,水浸,一日一换。至五七日后收起,捣为浆末。以绢滤其细浆粉,候干为粉,和粳米为粥,加以奶酪,食之甚补。

【译文】

深掘稍大的根,削去皮直到见着白色为止,切成寸段,然后放到清水中浸，每天换一次水，五到七天之后，收起捣烂成浆末。再用绢布滤出细浆粉，等干了之后全部成了细粉，可以加粳米一起煮粥，加点乳酪，食用有滋补之功效。

菖　蒲

【原文】

石菖蒲、白术，煮，为末，每一斤用山药三斤，炼蜜水和入面内，做饼蒸食。

【译文】

将石菖蒲和白术煮烂成末，每斤用山药三斤，炼蜜水和入面粉里，做成饼子，蒸着吃。

东风荠（即荠菜）

【原文】

采荠一二斤，洗净，入淘米三合水三升、生姜一芽头，捶碎，同入釜中和匀，上浇麻油一蚬[1]壳，再不可动，以火煮之。动则生油气也。不着一些盐醋。若知此味，海陆八珍皆可厌也。

【注解】

[1]蚬（xiǎn）：软体动物，介壳形状像心脏，表面暗褐色，有轮状纹，内面色紫，栖淡水软泥中。肉可食,壳可入药，亦称"扁螺"。

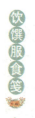

【译文】

采摘荠菜一二斤,洗干净,加入淘米三合,水三升,一个生姜芽头,捶碎之后,一起放到锅中和匀,上面浇一蚬壳麻油,此时不可再动。搅动就会生出一种不好闻的油气,也不可以放半点盐醋,烧火煮熟,据说吃了这种东风荠之后,对于海陆八珍也将失去兴趣。

牛 膝

【原文】

采苗如剪韭法,可食。

【译文】

用剪韭菜的方法采摘牛膝苗,可以食用。

湖 藕

【原文】

采生者,截作寸块,汤焯,盐腌去水。葱油少许,姜橘丝、大小茴香、黄米饭研烂,细拌,荷叶包压,隔宿食之。

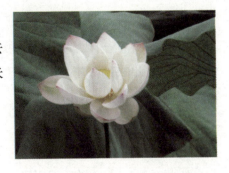

【译文】

采回新鲜湖藕,切成寸块,先用开水焯一下,用盐腌,去掉水分。然后加点葱油,姜丝、橘丝、大小茴香、黄米饭四味研烂后一起细拌,用荷叶包裹压实，过了一个晚上之后便可食用。

防　风

【原文】

采苗可做菜食，汤焯，料拌，极去风。

【译文】

采摘防风的嫩苗可用来做菜吃。先用开水焯，再加拌料，有祛风之功效。

白　芷

【原文】

采嫩根，蜜渍糟藏皆可食。

【译文】

采摘白芷的嫩根，用蜜浸或糟藏后都可以吃。

黄豆芽

【原文】

大黄豆如上法，待其出芽些少许，取起，淘去壳，洗净煮熟，加以香荽、橙丝、木耳、佛手、柑丝拌匀，多著麻油、糖霜，入醋拌供，美甚。

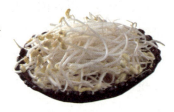

【译文】

选用大粒的黄豆，和前面的方法一样，等稍稍冒出一些芽之后，取出来淘去壳，洗净煮熟，加点香茋、橙丝、木耳、佛手、柑丝拌匀，可多加入些麻油、糖霜等，或者加点醋，吃起来味道佳美。

酿造类

【原文】

此皆山人家养生之酒，非甜即药，与常品迥异，豪饮者勿共语也。

【译文】

这都是山村人家的养生之酒，或为甜酒，或为药酒，与一般的常用酒大不相同，因此豪饮的人不要将二者相提并论。

桃源酒

【原文】

白曲二十两，剉如枣核，水一斗浸之，待发。糯米一斗，淘极净，炊作烂饭，摊冷。以四时消息气候，投放曲汁中，搅如稠粥，候发。即更投二斗米饭，尝之，或不似酒，勿怪。候发，又二斗米饭，其酒即成矣。如天气稍暖，熟后三五日，瓮头有澄清者，先取饮之，纵令酰酢，亦无伤也。此本武陵桃源中得之，后被《齐民要术》中采缀编录，皆失其妙，此独真本也。今商议以空水浸米尤妙。每造，一斗水煮取一升，澄清沐浸曲，俟发。经一日，炊饭候冷，即出瓮中，以曲麦和，还入瓮中。每投皆如此。其第三第五，皆待酒发后，经一日投之。五投毕，待发定讫，一二日可压，即大半化为酒。如味硬，即每一斗蒸三升糯米，取大麦糵曲①一大匙，白曲末一大分，熟搅和，盛葛布袋中，纳入酒瓮②，候甘美，即去其袋。然造酒北方地寒，即如人气投之，南方地暖，即须至冷为佳也。

【注解】

① 糵（niè）曲：即酒曲。
② 瓮（bèng）：瓮，坛子。

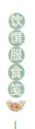

【译文】

  选用白曲二十两，将其锉成枣核大小，用清水一斗浸渍、泡发。用糯米一斗细心地淘干净，煮成软烂的米饭，摊开凉凉。根据春夏秋冬四季的气候变化，将米饭或迟或早放到酒曲汁里，搅拌成稠粥，等待其发酵。随即放入二斗米饭，尝味，觉得不像是酒的味道，不要感到奇怪。等待其发酵，又加二斗米饭，于是酒也就酿成了。如果是在天气较暖和的季节，酒糟熟后三五天，便可将瓮子上面那些澄清的水酒舀出饮服，即使多饮几杯，也不会伤害身体。桃源酒的制法本是从武陵桃源传出来的，后来被《齐民要术》中采编摘录，反而掺进了许多谬误，以上记载的才是唯一的真传。现在认为用空水来浸泡糯米效果还要好一些。酿酒时，一斗水煮取一升，澄清后，将酒曲浸入泡发。过一天后，把米饭煮熟凉凉后，用曲麦和匀（每次都采取这种方法），然后再放进瓮子里。放第三次和第五次时，都应等瓮子里的酒曲泡发后的次日才放。放完五次之后，等待发酵即可，一般一两天后可以压出酒来，大部分已经化为酒。服用时感觉味道太浓，可按每一斗来蒸三升糯米，用大麦药曲一大匙，白曲末一大分，待糯米饭熟后搅拌，用布袋装好放入酒瓮里，等酒味变得甜美后拿出布袋。然而酿酒时，北方天寒地冻，饭要等到和人体的温度差不多时投放；南方天气暖和，要彻底凉凉之后投放为最佳。

香雪酒

【原文】

用糯米一石，先取九斗，淘淋极清，无浑脚为度。以桶量米准作数，米与水对充，水宜多一斗，以补米足，浸于缸内。后用一斗米，如前淘淋，炊饭埋米上，草盖覆缸口二十余日。候浮，先沥饭壳，次沥起米，控干炊饭，乘热，用原浸米水澄去水脚。白曲作小块二十斤，拌匀米壳蒸熟，放缸底。如天气热，略出火气。打拌匀后，盖缸口，一周时打头耙，打后不用盖。半周时，打第二耙。如天气热，须再打出热气。三耙打绝，仍盖缸口候熟，如用常法。大抵米要精白，淘淋要清净，耙要打得热气透则不致败耳。

【译文】

准备一石糯米，先取其中九斗，用过滤的方法淘洗干净，以水中没有浑浊物为止。再用一个干净木桶量一下，然后把米和水对装，水比米多一斗为宜，用来补足米量，一同浸到缸里。后再用剩下的一斗米，像前面那样滤洗干净后，将煮好的米饭埋到缸里的米上。缸口用稻草覆盖二十多天的时间，发现缸内有饭壳浮出后，便可先捞去饭壳再沥去米，控干水分煮饭，趁饭熟时，先用原先的浸米水澄清杂质。把二十斤白曲切成小块，放到澄清的水里，一起将饭拌匀，再把捞出的米壳蒸熟，先放缸底，上面再放拌了曲的米饭。如果天气炎热，就要稍微除去一点火气。搅拌均匀后，盖上缸口，一周之后，打第一耙，去掉米壳，打完之后不要盖盖子。半周之后，打第二耙。如果天气炎热，就要再打出中间的一些热气。三耙打完后，仍将缸口盖起来，等待其发酵成熟，就能用平常的方法饮用了。造酒一般要求米要白净，淘洗要干净，耙要打得密，打得熟，热气出尽，这样酿酒不至于腐烂。

葡萄酒

【原文】

法用葡萄子取汁一斗，用曲四两，搅匀，入瓮中封口，自然成酒，更有异香。又一法：用蜜三斤，水一斗，同煎，入瓶内，候温入曲末二两，白酵二两，湿纸封口，放净处。春秋五日，夏三日，冬七日，自然成酒，且佳。行功导引之时，饮一二杯，百脉流畅，气运无滞，助道所当不废。

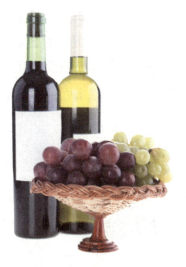

【译文】

一种方法，先用葡萄榨取汁一斗，酒曲四两，搅匀后放入瓮中，封好瓮口后，葡萄汁自然成酒，而且有一股浓郁的异香。也可用三斤蜜，一斗水，一起煎煮后，放到瓶里，放温后加二两曲末，二两白酵，用湿纸封住瓶口，放置于干净的地方。一般春天、秋天五日，夏天则只需三日，冬天需要七日，就会自然成酒，而且味道很好。在行功导引时饮一二杯，能使百脉流畅，气机畅达不瘀滞，助道适宜而不感到疲惫。

地黄酒

【原文】

用肥大地黄切一大斗，捣碎，糯米五升做饭，曲一大升，三物于盆中揉熟，相匀倾入瓮中泥封。春夏二十一日，秋冬须二十五日。满日开看，上有一盏绿液，是其精华，先取饮之；余以生布绞汁如饴，收贮，味极甘美。

【译文】

选个头又肥又大的地黄切成一大斗,并将其捣碎,与五升糯米煮成饭,加入一大升酒曲。饭熟后,将三种东西一起倒入盆中揉熟、拌匀,再倒入瓮中,瓮口用泥巴封住。一般春夏二季要封存二十一天,秋冬二季要封存二十五天。时间到后便开瓮察看,上面有大约一杯绿色的液汁,这是酿酒的精化,可先取出服饮;其余的可用新布绞出浆汁后收藏好,此酒味道极其甘美。

菖蒲酒

【原文】

取九节菖蒲生捣绞汁五斗。糯米五斗,炊饭。细曲五斤,相拌令匀,入磁坛密盖二十一日即开。温服,日三服之。通血脉,滋荣卫[1],治风痹、骨立、萎黄,医不能治。服一剂,百日后,颜色光彩,足力倍常,耳目聪明,发白变黑,齿落更生,夜有光明,延年益寿,功不尽述。

【注解】

①荣卫:荣通营,泛指气血。

【译文】

选取九节新鲜菖蒲捣烂,绞出汁浆五斗。再将五斗糯米煮熟成饭,然后加五斤细曲,三样拌匀后放进瓷坛,封盖二十一天便可开取。此酒适宜热服,每天服三次,有通血脉、滋营卫之功效;也能治风湿疼痛、极度消瘦、肤色萎黄,凡服药没有效果的如服此酒,那么百日之后便会颜色光彩,足力加倍，耳聪目明，白发变黑，齿落新生，晚上能看清东西，延年益寿，实在有说不尽的功效。

天门冬酒

【原文】

醇酒一斗，用六月六日曲末一升，好糯米五升，做饭。天门冬煎五升，米须淘讫，晒干，取天门冬汁浸。先将酒浸曲，如常法，候熟，炊饭适寒温用，煎汁和饭，令相入投之。春夏七日，勤看勿令热，秋冬十日熟。东坡诗云"天门冬熟新年喜，曲米春香并舍闻"是也。

【译文】

准备一斗醇酒，六月六日的曲末一升，上好的糯米五升。煎天冬五升成汁，糯米必须淘洗干净，晒干后用天冬汁浸泡。先用醇酒浸泡酒曲，用平常的方法即可，等浸泡熟后，把蒸好凉至寒温适宜的米饭连同天冬汁再一起放到里面，搅拌均匀。春夏两季需要七日，其间要多察看，不能使其温度过高，秋冬两季则需要十天。苏东坡先生在诗中吟道："天门冬熟新年喜，曲米春香并舍闻。"说的就是这种酒。

松花酒

【原文】

三月取松花如鼠尾者，细剉一升，用绢袋盛之。造白酒熟时，投袋于酒中心，井内浸三日，取出，漉酒饮之。其味清香甘美。

【译文】

三月时取形状像老鼠尾巴一样的松花,细锉一升,用绢袋盛装好。在酿制的白酒发酵成熟时,将绢袋放入酒中,把酒缸放井里浸三天再取出,将酒倒出饮服。气味清香,味道甘美。

菊花酒

【原文】

十月采甘菊花,去蒂,只取花二斤,择净入醅内搅匀,次早榨,则味香清洌。凡一切有香之花,如桂花、兰花、蔷薇,皆可仿此为之。

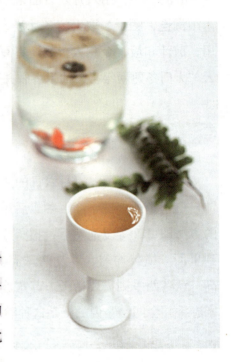

【译文】

十月采回甘菊花,去梗蒂,只留下净花二斤,择净后放到醅内搅匀,第二天早上开始榨汁,此酒滋味香洌。一般有香的花,如桂花、兰花、蔷薇等都可以仿效此法。

五加皮三骰酒

【原文】

法用五加根茎、牛膝、丹参、枸杞根、金银花、松节、枳壳枝叶,各用一大斗,以水三大石,于大釜中煮取六大斗,去滓澄清水,准几水数浸曲,即用米五大斗炊饭，取生地黄一斗，捣如泥，拌下。二次用米五斗炊饭，取牛蒡子根，细切二斗，捣如泥，拌饭下。三次用米二斗炊饭，大蓖麻子一斗，熬捣令细，拌饭下之。候稍冷热，一依常法。酒味好，即去糟饮之。酒冷不发，加以曲末投之。味苦薄，再炊米二斗投之。若饭干不发，取诸药物煎汁热投。候熟去糟，时常饮之，多少常令有酒气。男女可服，亦无所忌。服之去风劳冷气，身中积滞宿疾，令人肥健，行如奔马，巧妙更多。

【译文】

选用五加根茎、牛膝、丹参、枸杞根、金银花、松节、枳壳枝叶，各一大斗，用水三大石，放大锅中烧煮，然后取六大斗去滓澄清，用来浸泡酒曲，重复几次，并开始用五大斗米煮饭，将一斗生地黄捣烂如泥拌到饭里。再用五斗米煮饭，将两斗牛蒡子根切细，捣成烂泥状，拌到饭里。然后用二斗米煮饭，将一斗大蓖麻子熬后捣细拌到饭里。等放凉之后，仍按平常的方法酿造。如酒味正常，即可以去掉酒糟饮用。如发现酒太冷而没有发酵，可加点曲末放进去就行；如味道苦涩、薄，可再煮两斗米饭投入；如缸内饭太干不能发酵，可再取上述各种药物煎汁，趁热投入，等发酵成熟后去掉酒糟。时常饮用，但必须多少有些酒味才好。不管男女，都可以饮用，而且也没有什么禁忌。此酒服用后可祛除风劳冷气、身中积滞旧疾。常服令人健壮，步行如同奔马般矫健，功效有很多。

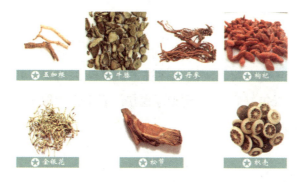

曲　类

【原文】

　　造酒美恶，全在曲精水洁。故曲为要药。若曲失其妙，酒何取焉？故录曲之妙方于后。

【译文】

　　能不能酿出美酒，关键在于酒曲的质量和水的洁净程度。因此选择酒曲十分重要。如果酒曲失其功效，从哪里来的好酒呢！因此将制曲妙方附在后面。

白　曲

【原文】

　　白面一担，糯米粉一斗，水拌，令干湿调匀，筛子格过，踏成饼子，纸包挂当风处，五十日取下，日晒夜露。每米一斗，下曲十两。

【译文】

　　用一担白面，一斗糯米粉，用清水拌过，使其干湿均匀，再用筛子筛一遍，然后踏成饼子，纸包好后挂在当风的地方，五十天后取下，日晒夜露，酿造时平均每斗米下酒曲十两。

内府秘传曲方

【原文】

白面一百斤,黄米四斗,绿豆三斗。先将豆磨去壳,将壳簸出,水浸放置一处听用。次将黄米磨末入面,并豆末和作一处,将收起豆壳浸水,倾入米面豆末内和起。如干,再加浸豆壳水,以可捻成块为准。踏作方曲,以实为佳,以粗桌晒六十日,三伏内做方好。造酒每石入曲七斤,不可多放,其酒清冽。

【译文】

选用一百斤白面,四斗黄米,三斗绿豆。先将绿豆磨粉,将壳簸出后放在水里浸泡备用。再将黄米磨成粉加入面中,与豆粉掺和在一块,将收起来的豆壳浸泡在水里,倒入米面豆粉中,搅和。如果干了,再加浸豆壳水,以能捻成块为准。然后踏作方形酒曲,结实为佳,放到桌子上晒六十天,一般三伏内做最好。酿酒的时候,每一石放酒曲七斤,不能多放,这样酒才会清冽可口。

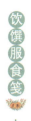

莲花曲

【原文】

莲花三斤,白面一百五十两,绿豆三斗,糯米三斗,俱磨为末,川椒八两,如常造踏。

【译文】

选用三斤莲花,一百五十两白面,三斗绿豆,三斗糯米,都磨成粉,八两川椒，按平常的方法酿造压制即可。

襄陵曲

【原文】

面一百五十斤，糯米三斗磨末，蜜五斤，川椒八两。

【译文】

选用一百五十斤面，三斗糯米磨成粉，五斤蜜，川椒，按平常的方法酿造压制即可。

红白酒药

【原文】

用草果五个，青皮、官桂、砂仁、良姜、茱萸、光乌，各二斤，陈皮、黄柏、香附子、苍术、干姜、甘菊花、杏仁，各一斤，姜黄、薄荷各半斤，每药料共称一斤，配糯米粉一斗，辣蓼二斤或五斤，水姜二斤捣汁，和滑石末一斤四两，如常法罨之。上料更加荜茇、丁香、细辛、三奈、益智、丁皮、砂仁各四两。

【译文】

选用草果五个，青皮、官桂、砂仁、良姜、茱萸、光乌各两斤，陈皮、黄柏、香附子、苍术、干姜、甘菊花、杏仁各一斤，姜黄、薄荷各半斤。以上每一服药料共称一斤，配一斗糯米粉，二斤或五斤辣蓼，将二斤水姜捣成汁，与一斤四两滑石粉，按平常的方法制好，收藏于盒子里。上料再加入荜芨、丁香、细辛、山奈、益智、丁皮、砂仁各四两。

东阳酒曲

【原文】

白面一百斤，桃仁三斤，杏仁三斤，草乌一斤，乌头三斤去皮，可减去其半，绿豆五升煮熟，木香四两，官桂八两，辣蓼十斤，水浸七日。沥母藤十斤，苍耳草十斤（二桑叶包），同蓼草三味，入锅煎煮绿豆。每石米内，放曲十斤，多则不妙。

【译文】

选用一百斤白面，三斤桃仁，三斤杏仁，一斤草乌，三斤乌头去皮（重量可能减去一半），五升绿豆一并煮熟，四两木香，八两官桂，十斤辣蓼用水浸七天。把十斤沥母藤，十斤苍耳草（二味桑叶包），与蓼草三味药，一同放到锅里煎煮绿豆。每一石米，要放十斤酒曲，放多了就不好了。

蓼 曲

【原文】

用糯米不拘多少，以蓼捣汁，浸一宿，漉出，以面拌匀，少顷，筛出浮面，用厚纸袋盛之，挂通风处。夏月制之，两月后可用。以之造酒，极醇美可佳。

【译文】

选用糯米不拘量的多少，将蓼捣成汁，浸泡一个晚上后，取出沥干水

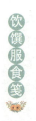

分，用面拌匀，过一会儿后，然后筛出浮在上面的，用厚的纸袋装好，挂在通风的地方。夏季制作的话，只需二个月便可用，用蓼曲酿酒，酒味醇美。

甜食类

松子饼方

【原文】

松子饼，计一料：酥油六两，白糖卤六两，白面一斤。先将酥油化开，温入瓦盒内，倾入糖卤擦匀。次将白面和之，揉擦匀净，置桌上擀平，用铜圈印成饼子，上栽松仁，入拖盘熯①燥用。

【注解】

①熯（hàn）：烧，烘烤。

【译文】

松子饼，计一料：需要六两酥油，六两白糖卤，一斤白面。首先将酥油化开，放温后倒入瓦盒内，并倒入糖卤将表面涂匀。接着将白面和好，使表面光滑洁净后，放到桌上擀平，再用铜圈印刻成饼子，上面放入松仁，最后把饼子放入托盘中烤干后即可食用。

面和油法

【原文】

不拘斤两,用小锅,糖卤用二杓,随意多少酥油,下小锅煎过,细布滤净,用生面随手下,不稀不稠,用小耙儿炒至面熟方好。先将糖卤熬得有丝,棍蘸起视之,可斟酌倾入油面锅内打匀,掇起锅,乘热泼在案上,擀开,切象眼块。

【译文】

面和油多少不限,准备一口小锅,放入糖卤二勺,酥油随意,烧火煎过,再用细布过滤干净。然后随手下些生面,做到不稀不稠为度,用小耙子炒到面熟即可。先将糖卤熬到有丝状,用筷子蘸起一看便知,就可以倒入油面里,于锅中搅匀,然后端起锅,趁热倒在案板上,用圆棒来回碾压擀开,切成象眼块即可。

雪花酥方

【原文】

油下小锅化开滤过,将炒面随手下,搅匀,不稀不稠,掇锅离火,洒白糖末下在炒面内,搅匀和成一处,上案擀开,切象眼块。

【译文】

先将油放入小锅中溶化后过滤一下,随手将炒面下入锅中,搅匀,不稀不稠,再端锅离火,洒些白糖末,搅匀和成一处,放在案板上擀开,切成象眼块即可。

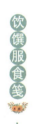

荞麦花方

【原文】

先将荞麦炒成花，量多少，将糖卤加蜂蜜少许，一同下锅，不要动，熬至有丝，略大些，却将荞麦花随手下在锅内，搅匀，不要稀了。案上铺荞麦花，使不沾，将锅内糖花泼在案上擀开，切象眼块。

【译文】

先将荞麦炒成花，然后根据荞麦的多少，将适量的糖卤及蜂蜜一同下锅后不可再动，熬到能拔出丝时，将火开的稍大一些，然后将荞麦花随手下到锅里，搅匀，不要太稀。然后案板上铺一层荞麦花，使糖花与案板不致沾上，再将锅内的糖花倒在案板上擀开，切成象眼块即可。

椒盐饼方

【原文】

白面二斤，香油半斤，盐半两，好椒皮一两，茴香半两，三分为率，以一分纯用油椒盐、茴香和面为穰，更入芝麻粗屑尤好。每一饼夹穰一块，捏薄入炉。又法：用汤与油对半，内用糖与芝麻屑并油为穰。

【译文】

用二斤白面，半斤香油，半两盐，一两上好的椒皮，半两茴香，大致分为三份，将其中的一份用油、椒、盐、茴香和面做成穰，再放一些芝麻粗屑更好。每个饼夹穰一块，捏薄后放入火炉中。也可以用开水与油各半，里面再用糖、油、与芝麻屑一并包在饼子内做成穰。

肉油饼方

【原文】

白面一斤,熟油一两,羊猪脂各一两,切如小豆大。酒二盏,与面搜和,分作十剂,擀开,裹精肉,入炉内煿熟。

【译文】

用一斤白面,一两熟油,一两羊脂,一两猪脂,切成小豆大。酒二杯,与面粉一同揉和,分成十剂,擀开后裹瘦肉包好,放入火炉中烤熟即可。

素油饼方

【原文】

白面一斤,真麻油一两,搜和成剂,随意加砂糖馅,印脱花样,炉内炕熟。

【译文】

用一斤白面,一两真麻油,一同搅拌和成面剂,随意加点砂糖做馅,印上花样,放入火炉中烤熟即可。

芋饼方

【原文】

生芋芀捣碎,和糯米粉为饼,油煎。或夹糖豆沙在内亦可,或用椒、

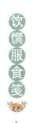

盐、糖，拌核桃、橙丝俱可。

【译文】

先将新鲜芋艿捣碎，和糯米粉制成饼，再用油煎。也可以夹些糖或豆沙放里面，或者用椒盐、糖、拌核桃、拌橙丝都可以。

韭饼方

【原文】

带膘猪肉作臊子，油炒半熟。韭生用，切细，羊脂剁碎，花椒、砂仁、酱拌匀。擀薄饼两个，夹馅子熯之，荠菜同法。

【译文】

选用带有肥肉的猪肉作臊子，加入油炒到半熟。将生韭菜切细，羊脂剁碎，与花椒、砂仁、酱一起拌匀。然后做薄饼两个，把馅子夹在中间烤熟即可，荠菜也同样用这种方法。

肉饼方

【原文】

每面一斤，用油六两。馅子与卷煎饼同，拖盘熯，用饧①糖煎色刷面。

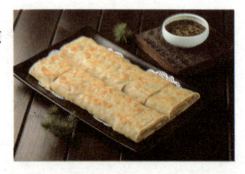

【注解】

①饧（xíng）：指的是糖稀，也指糖块、面剂子等变软。

【译文】

每斤白面用油六两和剂。馅子与卷煎饼的馅同同，包好放入托盘烤熟后，用糖稀煎色刷在饼面即可。

松糕方

【原文】

陈粳米一斗，砂糖三斤。米淘极净烘干，和糖，洒水入白舂碎。于内留二分米拌舂①，其粗令净。或和蜜，或纯粉，则择去黑色米。凡蒸糕须候汤沸，渐渐上粉，要使汤气直上，不可外泄，不可中阻。其布宜疏，或稻草摊甑中。

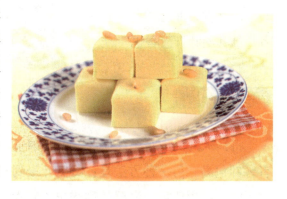

【注解】

①舂（chōng）：把东西放在石臼或乳钵里捣去皮壳或捣碎。

【译文】

用一斗陈粳米，三斤砂糖。先将米淘干净后烘干，加糖拌匀，再洒些水，放到石臼捣碎。里面可留二分米一同捣碎，粗点不要紧，但要干净。或者加入蜜，或者加入纯粉，把黑色米选出来。要蒸糕时必须等到水滚之后再逐渐地把粉放上去，应使热气直冲上顶，不能外泄也不能从中遇到阻隔。垫布最好稀疏些，也可以改用稻草摊在甑里。

粽子法

【原文】

用糯米淘净，夹枣、栗、柿干、银杏、赤豆。以菱叶或箬叶裹之。一法：以艾叶浸水裹，谓之艾香粽子。凡煮粽子，必用稻柴灰淋汁煮，亦有用些许石灰煮者，欲其菱叶青而香也。

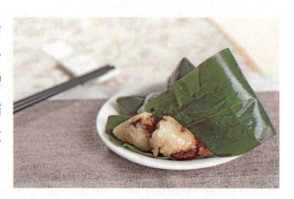

【译文】

将糯米淘洗干净，里面放红枣、栗子、柿干、银杏、赤豆等，用菱叶或者箬叶包裹。另一种方法是：将艾叶浸到水里包裹，名为艾香粽子。但凡煮粽子时，必须要加入淋湿的稻柴灰一起煮，也有的用少许石灰一起煮，目的是想要菱叶既保持青色，又保留香味。

臊子肉面方

【原文】

猪肉嫩者，去筋皮骨，精肥相半，切作骰子块。约量水与酒，煮半熟，用胰脂研成膏，和酱倾入。次下香椒、砂仁，调和其味得所。煮水与酒不可多。其肉先下肥，又次下葱白，不可带青叶，临锅调绿豆粉作糨①。

【注解】

①糨（jiàng）：指非常黏稠的糊状物。

【译文】

挑选嫩猪肉，去掉筋、皮、骨，最好肥瘦各半，切成骰子大小的块。用适量的水酒将肉煮至半熟，把胰脂研成膏，连同酱一同倒入肉锅内，再下香椒、砂仁，调好味即成。煮肉时水和酒不能太多，应先下肥肉，再下葱白，不要带青叶，临出锅时调入些绿豆粉使其变黏稠。

馄饨方

【原文】

白面一片，盐三钱，和如落索面。更频入水搜和为饼剂，少顷操百遍，摘为小块，擀开，绿豆粉为饽①，四边要薄，入馅其皮坚。膘脂不可搭在精肉，用葱白先以油炒熟，则不荤气。花椒、姜末、杏仁、砂仁、酱，调和得所，更宜笋菜，炸过莱菔②之类，或虾肉、蟹肉、藤花、诸鱼肉，尤妙。下锅煮时，先用汤搅动，置竹篱在汤内，沸，频频洒水，令汤常如鱼津样滚，则不破，其皮坚而滑。

【注解】

①饽（bō）：指用绿豆粉制成的块状食物。
②莱菔：即萝卜。

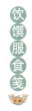

【译文】

选用一斤白面,三钱食盐,和成落索面的样子。然后频繁的加水,揉成饼剂,过一会揉一次,揉上百遍,然后分为小块,将其擀开,用绿豆粉做餢,四周应薄,再包馅。这种馄饨皮很结实,可加点很细小的猪肥肉,但不可搭有瘦肉。葱白则先要用油炒熟,这样才不会有荤气。花椒、姜末、杏仁、砂仁、酱,调和成馅,如用些笋菜,及炸过的萝卜之类更好;或者有虾肉、蟹肉、藤花、各种鱼肉放入的话,味道当然会更加鲜美。下锅煮时,先把汤搅动,细竹条放在汤里,等水开后,要频频洒水,使锅内汤汁像鱼津一样翻滚,这样馄饨便不会破,外皮也就结实、滑溜。

糖薄脆法

【原文】

白糖一斤四两,清油一斤四两,水二碗,白面五斤,加酥油、椒、盐、水少许,搜和成剂,擀薄如酒盅口大。上用去皮芝麻撒匀,入炉烧熟,食之香脆。

【译文】

用一斤四两白糖,一斤四两清油,二碗水,五斤白面,加酥油、椒、盐以及少许水,一并揉成面剂,然后做成如酒杯口大小的薄片,在薄片上均匀地撒一层去皮的芝麻,再放炉里烧烤即可,食用起来味道香脆。

法制药品类

酥杏仁法

【原文】

杏仁不拘多少，香油炸，焦糊色为度。用铁丝结作网兜，搭起候冷定，食极脆美。

【译文】

杏仁不限多少，用香油炸成焦糊色。将铁丝做成网兜，搭起来使其冷却，吃时味道脆美。

法制木瓜

【原文】

取初收木瓜，于汤内焯过，令白色，取出放冷。于头上开为盖子，以尖刀取去穰了，便入盐一小匙，候水出，即入香药：官桂、白芷、藁本、细辛、藿香、川芎、胡椒、益智子、砂仁，上件药捣为细末，一个木瓜，入药一小匙。以木瓜内盐水调匀，更曝，候水干，又入熟蜜令满，曝，直候蜜干为度。

【译文】

选取刚摘下来的新鲜木瓜，放开水中焯一下，变白色后捞出凉凉。从木瓜顶上开个盖子，用尖刀剜去里面的穰，放一小勺盐，过一会便会有水流

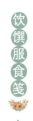

出。然后便放入香药：把官桂、白芷、藁本、细辛、藿香、川芎、胡椒、益智子、砂仁等都捣为细末，每个木瓜中放药粉一小匙。让木瓜内盐水调匀，再拿到太阳下曝晒，等水晒干之后，再放些熟蜜，放满后再曝晒，等到蜜干时就好了。

香橙饼子

【原文】

用黄香橙皮四两，加木香、檀香各三钱，白豆仁一两，沉香一钱，荜澄茄一钱，冰片五分，共捣为末，甘草膏和成饼子入供。

【译文】

用四两黄色的香橙皮，加入木香、檀香各三钱，与一两白豆仁，一钱沉香，一钱荜澄茄，五分冰片，一起捣为粉末，与甘草膏一同和匀做成饼子，古人常以此作为供品。

法制瓜子

【原文】

燕中大瓜子，用秋石化卤拌炒香燥入供。

【译文】

选用产自燕中的大瓜子，用秋石化卤拌炒，等香气散发瓜子干燥后即可食用。

服食方类

【原文】

高子曰：余录神仙服食方药，非泛常传本，皆余数十年慕道精力，考有成据，或得经验，或传老道，方敢镌入。否恐误人。知者，当着慧眼宝用。

【译文】

高子说：我收录下这些灵丹妙药的配方、制法，并不是道听途说所得。这都是我几十年来研究的心血，都有依据可以考证，或来源于卓有成效的经验，或来自老道人的亲口教授，经自己验证后才敢录入，否则担心贻害世人。懂得这些道理，相信这些方法的人，应当会把它当作珍宝来使用的。

服桑椹法

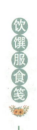

【原文】

桑椹利五脏关节，通血气，久服不饥。多收晒干，捣末，蜜和为丸。每日服六十丸，变白不老。取黑桑椹一升，和蝌蚪一升，瓶盛封闭悬屋东头，尽化为泥，染白如漆。又取二七枚，和胡桃二枚，研如泥，拔去白发，填孔中，即生黑发。（出《本草拾遗》）

【译文】

桑椹可利五脏关节，通血气，常服将使人不产生饥饿感。可多收些桑椹，晒干后捣成碎末，拌蜜和匀做成丸子。每天服六十颗，能使人皮肤白净、不衰老。也可取一升黑桑椹，和一升蝌蚪，用瓶子一起封存，悬挂在房屋的东面，等瓶中二物尽化成泥之后，可用来染白发，可将白发染成乌黑。也可取十四枚桑椹和二枚核桃碾成泥状，填在拔出白发后所留下的毛孔中，即可以生出黑发，此方出自《本草拾遗》。

枸杞茶

【原文】

于深秋摘红熟枸杞子，同干面拌和成剂，擀做饼样，晒干，研为细末。每江茶一两，枸杞子末二两，同和匀，入炼化酥油三两，或香油亦可。旋添汤搅成膏子，用盐少许，入锅煎熟饮之，甚有益及明目。

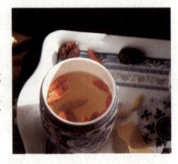

【译文】

在深秋时节采摘红色成熟的枸杞子，与干面一起揉成面剂，然后擀成饼状，晒干，研成细末。一般是按茶一两，枸杞子末二两配好和匀，放锅里加热，再化酥油三两，香油也可以。立即加入开水搅成膏状，放一点盐，放入锅中煮熟饮用，对人很有益处，更有明目的功效。